AF208432

Akupunktur til

VÆGTTAB
针炎减肥

Sumiko Knudsen

Ph.D
practioner, DK

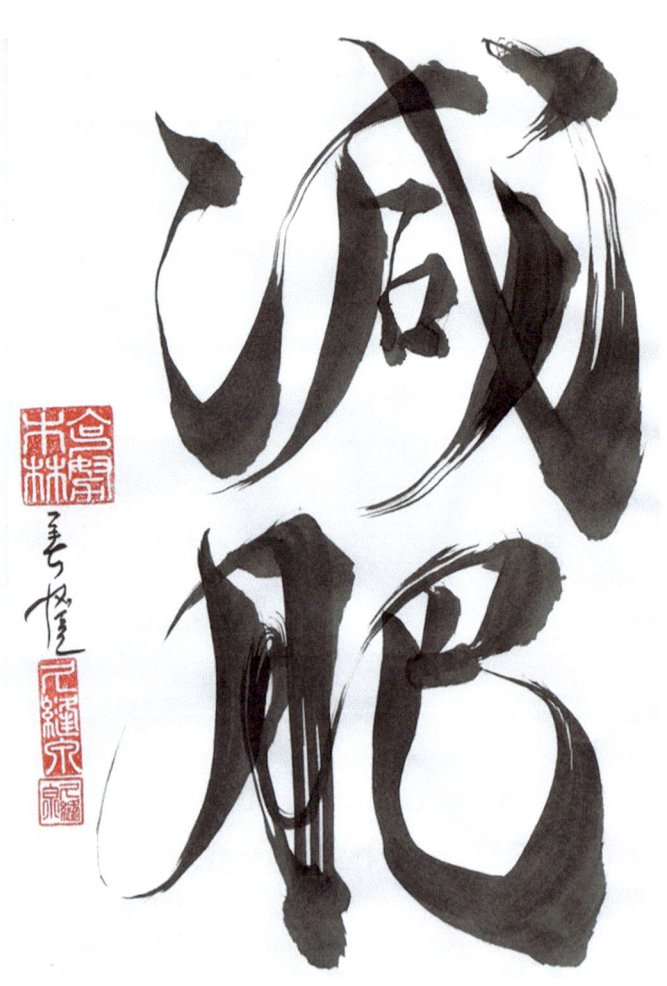

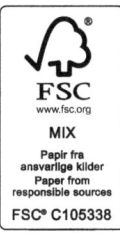

FSC
www.fsc.org
MIX
Papir fra
ansvarlige kilder
Paper from
responsible sources
FSC® C105338

© 2019 – Sumiko Knudsen
Forlag: Books on Demand – København, Danmark
Fremstilling: Books on Demand – Norderstedt, Tyskland
Bogen er fremstillet efter on-Demand-proces

ISBN 978-87-4300-916-0

INDHOLD

INDLEDNING

Fedme er et alvorligt, udbredt, stædigt problem. Fedme er en betydelig risikofaktor for sygdom og dødelighed forbundet med større risiko for medicinske tilstande, såsom hjertekar sygdom, diabetes, hypertension, dyslipidæmi, respiratorisk, slidgigt, koronararteriesygdom, østrogenhormon, galdesten, lever, nyre, depression, pankreatitis, hyperlipidæmi og nyrer osv. Faktorer af fedme er dårlig ernæring, som er diæt og energi metabolisme lidelse forårsaget af biokemisk faktor, og blandt andet fastfood, narkotika, fødevarestruktur, livsstil og arvelighed.

I de senere år har behandling ved traditionel kinesisk medicin vist betydelige resultater i fedme. Denne metode er naturmedicin, giftfri medicin og har ingen bivirkning hos patienter. Patienter har bredt accepteret både behandlingsmetode og akupunkturmekanisme i simpel fedme, i Kina og i verden, og det anerkendes af WHO.

Akupunkturbehandling er ikke-toksisk, ingen bivirkninger, naturmedicin derfor er det anerkendt, og det er bredt accepteret af mennesker.

Sumiko Knudsen 克努森澄子

Afsnit 1 Fedme og vægttab
肥胖病与减肥

Vægtøgning og fedme udgør en voksende trussel mod sundhed i lande i verden, og det er et alvorligt problem. Fedme er en kronisk sygdom, der er fremherskende i både udviklede og udviklingslande, og påvirker selv børn. Det vedrører over 396 millioner i hele verden, og det forventes at overstige 573 millioner inden 2030.

Verdenssundhedsorganisationen (WHO) om fedme erklærede fedme som en kronisk sygdom forbundet med hjerte-kar-sygdomme, hypertension, visse kræftformer. Enkel fedme klassificeret i voksen og børn, og barndommen fedme er relateret til arvelighed. Sekundær fedme er, patologisk fedme, og det er forårsaget af forskellige sygdomme, såsom endokrine, metaboliske sygdomme og unormale ændringer i hypotalamus. Fedme er associeret med diabetes mellitus og insulinresistens, og fedme resulterer i galdeblærers sygdom, metabolisk forstyrrelse, hormonforstyrrelser, osteoartilitis og gigt, lungesygdom, psykologisk problem, æggestokkens funktion, dyslipidæmi.

I kinesisk medicin det siges, at fedme er en manifestation af dysfunktion af Zang Fu organ og kanaler, blod, ubalance af Yin og Yang, Yang-mangel og Yin overskud, hindring af fugt og slim i indre og mave ild. Når Qi ikke kan omdanne væsken, bliver der fugt der går ind gennem hud, og resultatet bliver fedme. Fedme er særlig tæt forbundet med mave, milt, lunge, lever og nyre.

I moderne medicin kan det behandles ved kirurgisk operation, medicin, kost og motion. I kinesisk medicin behandles det ved krop akupunktur, øre akupunktur, Catgut indlejring, elektro akupunktur, kombination af krop akupunktur og cupping, diæt, motion, lav-effekt laser omkring lever mave område.

I kliniske forskningsundersøgelser forbindes kropsakupunktur med effekten af kropsakupunktur kombineret med øre akupunktur og observation af patientens symptomer og tegn, kropsvægt, kropsfedtrate, differentierede typer og helbredende virkning på fedme.

1 Definition af fedme

Fedme er en tilstand kendetegnet ved en unormal kropsvægt, der overstiger den normale kropsvægt med mere end 20%.

2 Klassifikation af fedme

- Enkel fedme

Enkel fedme er, at mere end 95% af fedme har ingen indlysende grunde.

- Sekundær fedme

Sekundær fedme er resultatet af visse sygdomme, som er hormonelle og stofskiftesygdomme. forbundet med diabetes, insulinresistens, hypothyroidisme og hypofysesygdomme.

- Klassificering efter kropsvægt

Fedme evalueringsindekserne omfatter standard kropsvægt og body mass index (BMI).

Standard kropsvægtberegning efter højde, alder og køn.

Standard kropsvægt: (kortere end 155cm) = højde-100

Standard kropsvægt: (højere end 155cm) = (højde - 100) x 0,9

Overvægt: 10% legemsvægt overstiger

Fedme: 20% af kroppens vægt overstiger

Mild fedme: 20-30% af kropsvægt overstiger

Moderat fedme: 30-40%

Alvorlig fedme: mere end 40%

Afsnit 2 Overvægt på moderne medicin

现代 医学 对 肥胖症 认识

2.1 Fedmefaktor

(1) Konstitutionelle

Den Gule kejser erkendte, at fedme er relaterede til noget medfødt og påpegede, at nogle mennesker er fede og stærke, nogle mennesker er fede og fedte, og nogle mennesker er konstitutionelt fede. Dette ligner den moderne medicin, hvor fedme er arvelig. Qi mangel af nyre og milt, fører til stagnation af slim i kroppen, som derefter udvikle sig til fedme. Qi-mangel forårsager miltskader, og milten er ansvarlig for transport og omdannelse af mad, så hvis der er en dysfunktion af milten, vil der være en ophobning af fugt og slim, der forårsager fedme.

2) Erhvervet

(2) -1 Forkert kost

Overdreven spisning, der hovedsagelig indebærer over-spisning af fedtede, søde, krydrede fødevarer, der omdannes til varme og producerer ild. Hvis man har en uregelmæssig kost, f. ex. springer et måltid over, og derefter spiser for meget mad og spiser sent p, natten, så kan det forårsage mavevarme til fugt. Milten er ansvarlig for transport og transformation. Når milten har dysfunktion, forårsager det fugt og slim for at få vægtgevinster. Forkert kost skader også maven og milten, og man spiser fedt mad, vil der blive skadet mave og milt, og især fede fødevarer vil samle fugt og varme.

(2) - 2 Aldring og svaghed (Qi-mangel)

Kvinder i overgangsalderen har tendens til at afvise milt Qi og undlader at transportere og omdanne fødevarer og vand, hvilket medfører ophobning af fugt og slim, der fører til fedme. Nyre er grunden til den medfødte forfatning, og når nyren Qi bliver svag eller Qi mangler, forårsager det fugt og slim og til sidst fedme.

(2) - 3 manglende motion

Gule kejser udtalte, at "lange perioder med at ligge ned forringer Qi og at sidde forringer kød" Qi-forringelse forårsager miltmangel. Hvis milten Qi er svag og mangelfuld, vil det være manglende transport og omdannelse af mad, og det forbliver fugt og grumset slim for at være fedme. Mangel på motion fører til dårlig cirkulation i kroppen, og Qi og Blood kan ikke strømme i kroppen og forårsager stagnation af Qi og Blood, hvilket fører til ophobning af slim resulterer i fedme.

(2) - 4 følelsesmæssige lidelser

Fx sorg, depression og ensomhed, kan forårsage stagnation af Qi og derefter udvikle sig til ophobning af slim, der fører til fedme. Denne form for fedme vil forekomme mest i unge og middel aldrende kvinder. Hvis der er følelsesmæssig forstyrrelse, vil Qi blive stagneret, og der opstå leverstagnation, og milt og mave svigter i deres funktion.

Klinisk er det resultatet af flere sammensatte årsager, f.eks. gravide kvinder eller kvinder efter fødslen, manglende motion, overindtagelse af mad. Kombinationen af disse og herunder forhindret Qi og forstyrrelse af Qi fejler i Sanjiao. Det resulterer også i mangel på Qi og Blod og svaghed i milt og mavefunktioner af transport og transformation efter fødslen. Det fedtede fedt vil forblive i kroppen, og så vil det udvikle sig til fedme.

2.2 patogenese

Enkel fedme omfatter kropsfedt, fedtholdigt ansigt, hals, tilbage store balder, lår, ben og mave fedt med øvre og nedre område. Moderate patienter viser træthed, modvilje mod varme, kraftig svedtendens, korthed og hurtig ånde, svimmelhed og hjertebanken. Alvorlige patienter udviser åndenød, brystudstråling og har ikke let ved at bevæge sig rundt. Moderate og seriøse patienter følger hypertension, diabetes mellitus, gallsten, slidgigt, visceral (østrogenhormon), vaskulær (nyre), nyre, pankreatitis, åndedrætsorganer, hyperurier, forbindelse med børn, depression, brystkræft, rygmarvsskade mv.

(1) Overdreven varme i maven og tyktarmen

Når der er for meget varme i maven, vil det skade milten, og milten vil blive skadet og ude af stand til at transportere og transformere. Det bliver en ophobning af fugt. Dette er karakteriseret ved kropsfedt og følelse af hjertebanken. Manifestation angiver overdreven appetit, lyst til at have koldt vand, ikke lide varme, kraftig svedtendens, rødlig ansigtsbehandling, tørstop, forstoppelse, rød tunge krop, gul belægning, metalagtig puls, glat, hurtig. Det fremgår af mere end 80% af patienterne.

2) Fugtighed på grund af miltmangel, ophobning af slim.

Milten er ikke i stand til at transportere og omdanne, hvilket resulterer i fugtophobning, som vil forårsage fedme. Dette er karakteriseret ved stor fed kropsmasse. Manifestation angiver dårlig appetit, lethed, tyngde på grund af fugt, oppustet mave, løs afføring, skarp urin, ødem i lemmer nogle tilfælde, tunge krop bleg, hævet, øm, tunge belægning tynd, fedtet, puls dybt, trådagtig (tynd), glat.

(3) Qi stagnation i lever

Det manifesterer tung krop, fornemmelse og fylde af hypokondrieregionen, følelsesmæssigt problem, irritabilitet, uregelmæssig menstruation, amenoré, tunge belægning tynd, hvidgul og metalagtig trådagtig puls.

(4) Yang mangel i milt og nyre

Det kendetegnes ved kropsfedt, der hovedsagelig cirkulerer i balderne og underbenene, ansigtspuffiness, løs muskel og hud, tung krop, tegn på træthed, manglende styrke, modvilje mod kulde, kolde lemmer, løs afføring, mave afstand, impotens, ingen interesse for sex, ømme knæ, tømmer ømhed, tunge belægning bleg, tynd, hævet med tænder mark, fedtet, puls dybt, trådagtig, svag, langsom.

(5) Yin mangel i lever og nyre

Manifest af tung krop, svimmelhed (hovedtop), sløret syn, fjernende hovedpine, tømmerpine, varm sensation, lav feber om eftermiddagen, tunge fladt rødt (spidsrødt), lille overtræk, der viser varme, tør mund uden fugt, puls, tynd, hurtig, lidt metalagtig.

Afsnit 3 Ætiologi og patogenese

肥胖症 病因 学 研究

3.1 Ætiologi

(1) Genetisk faktor

Fra et genetisk synspunkt kan fedme skyldes et enkelt gen eller defekt i flere gener. Flere genetiske undersøgelser tyder på polymorfism i flere gener. Fedme har stærke arvelighedsgenetiske faktorer. Dette er blevet klarlagt i flere undersøgelser af tvillinger og adoptivbørn, hvor fedme individer, der blev opdraget separat fulgte samme vægt mønster som deres biologiske forældre og deres identiske tvillinger af metabolisk hastighed, spontan fysisk aktivitet mv. Tvillingestudier giver det bedste kliniske bevis for, at genetiske faktorer spiller en vigtig rolle i for ætiologi af fedme hos mennesker. Stunkard et al. studerede identiske og ikke-identiske tvillinger, der voksede op sammen og andre, der voksede op separat. De fandt tilsvarende kropsvægt hos identiske tvillinger, selvom de voksede op separat og konkluderede, at så meget som 70% af variationen i fedme kunne tilskrives genetiske faktorer. Nogle undersøgelser viste, at børn, der har en overvægtig far og ikke overvægtig moder, signifikant forøgede fedmebarndommen, men børn, der havde overvægtige moder og ikke overvægtig længere, var ikke forbundet med risikoen for fedme i barndommen. University of Cincinnati offentliggjorde det bevis fra en lang række undersøgelser, især monozygotiske tvillingstudier giver stærk støtte til virkningen af genetik af individuelle forskelle i kropsvægt og fedme. I moderne videnskab har der været en forståelse for de indviklede molekylære veje, der dikterer energibalancen. De genetiske og molekylære mekanismer styrer legemsvægt.

Fedme er ikke en enkelt sygdom, og der er identificeret mere end 300 forskellige gener og genmarkører, der er forbundet med fedme, og dermed de genetiske påvirkninger på kropsvægt.

1) -1 Enkeltgendefekter

Enkeltgen defekter som modeller for fedme hos dyr har været kendt i mange år, og for nylig er det beskrevet i menneske. De to mest fremtrædende enkeltgen defekter, der forårsager fedme hos dyr og mennesker, omfatter fedme og fedme med henholdsvis diabetes, gen, der koder for henholdsvis leptin og leptinreceptor.

Leptin produceres i fedtvæv og formodes at signalere til hjernen angående mangel på fødeindtagelse og faldende niveauer af fedtvævsdepoter i kroppen. Leptin er et 16-kd protein der generelt produceres i hvidt subkutant fedtvæv og i mindre grad i moderkagen, skeletmuskel og mave. (rotter) leptin har mange funktioner inden for kulhydrat, knogle og reproduktiv metabolisme, der stadig er ved at blive opklaret. Leptins vigtigste rolle i regulering af kropsvægt er at signalere mæthed til hypothalamus. Dermed reduceres kostindtag og fedtdeponering, mens det modulerer energiforbrug og kulhydratmetabolisme for at forhindre yderligere vægtforøgelse. Højere cirkulerende leptinniveauer er forbundet med en større risiko for kongestiv hjertesvigt og hjerte-kar-sygdom, men leptin giver ikke øget prognostisk information ud over BMI.

1) -2

Det genetiske bidrag til fedme er ikke en enkelt gendefekt, men er resultatet af en kombination af genetiske faktorer, som udgør i genetik af fedme med leptin og leptinreceptor. Mere end 300 gener er involveret i fedmens ætiologi, og 24 kromosomer har gener, der helt sikkert bidrager til fedme. Virkningerne af dette antal gener involveret i fedme er, at der kan være snesevis af tusindvis af forskellige typer fedme.

(2) Nervøs, endokrin og metabolisk faktor

Sygdom i Skjoldbruskkirtlen er oftest den der forårsager fedme, især i puberteten. Hypothyreoidisme resulterer meget sjældent i signifikant vægtstigning, og behandling af skjoldbruskkirtlen resulterer sjældent i vægttab. Hypothyroidisme gør det svært for patienterne at tabe sig, mens de deltager i et fedme-behandlingsprogram, men udskiftning af skjoldbruskkirtelhormon, vægttab som følge af kost, motion og adfærdsmodifikation som kost og motion virker. Normalt forekommer sygdom i skjoldbruskkirtlen hos overvægtige patienter, så det er godt at kontrollere serum thyroxin (T4) og TSH før man begynder på et vægtreduktionsprogram. Cushing syndrom virker på glukokortikoider og er den mest almindelige måde for endokrine fedme.

Fedme med glucocorticoidbehandling i intervallet 25 til 50 kg.

Insulinomer er en anden årsag til endokrine fedme. Pseudohypoparathyroidisme, hypothalamus sygdom og hypogonadisme er meget sjældne årsager til fedme.

Fedme er reguleret i lang tid. Det involverer insulin og leptinsignal til centralnervesystemet (CNS), især hypothalamus for fødeindtag og energiforbrug. Centralnervesystemet (CNS) regulerer systemet og bidrager til anabolske og kataboliske signalsystemer til at fuldende tilbagekoblingssløjfen. Det indikerer delt intracellulær signalering fra leptin, og der gives insulin. Mætningssystemet til måltider, som består af neurale afferenter fra den bageste del af hjernen fra mave-tarmkanalen, og dens effektivitet er vist til forskellige styrken af insulin og leptinsignaler.

Stabilitet af fedme over lange perioder markerede variation i daglig fødeindtagelse og energiforbrug. Signal genereret i kropsfedt, der virker i hjernen for at fremme energi homeostase. Forskellige cirkulerende næringsstoffer blev foreslået at fungere som fedme til hjernen. Centralnervesystemet (CNS) optages af insulin, der genkender seruminsulin, cirkulerer i koncentrationer, der står i forhold til fedme. Det vil sige, at insulin giver feedback til CNS for at deltage i fødeindtagelse og regulering af kropsvægt. CNS regulerer fedme. Hormon udskilles fra adipocytter opbevaret fedt via mekanismer, der er vedvarende metabolisk aktivitet af fedtvæv og samlet kropsfedtindhold. Leptin viste signifikant inhibering af fødeindtag og krops adipositet i perifert eller centralt. Således er leptin som insulin, som giver signal til en perifer til CNS, der deltager i den langsigtede regulering af kropsvægt. Insulinreceptorer blev identificeret i hjernen og viste sig at være oncentreret i hypothalamus og som den perifere insulinreceptor. (53)

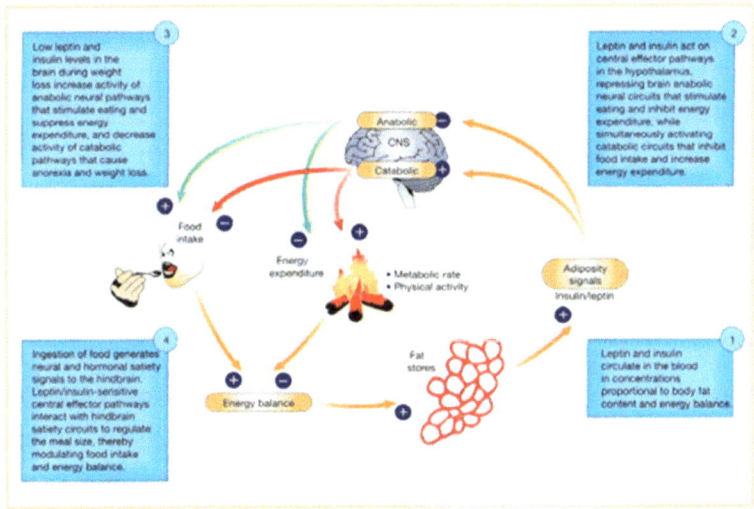

Figur 1 Model, der viser, hvordan en ændring i fedme er koblet til kompenserende forandringer i fødeindtag. Leptin og

insulin er fedmesignaler der udskilles i forhold til kropsfedtindhold, som virker i hypothalamus for at stimulere katabolisk, mens af anabolske effektorveje inhiberes. Disse veje har modsatte virkninger på energibalancen (forskellen mellem kalorier indtog energiforbrug), der igen bestemmer mængden af brændstof, der opbevares som fedt.

Figur ændret fra (52).

(3) Psykologisk faktor

Den amerikanske psykiatriske sammenslutning har aldrig betragtet det at spise for meget eller overvægt som en psykiatrisk lidelse, og de fleste studier finder ikke en klar sammenhæng mellem mental sundhed og vægt. Men nogle undersøgelser tyder på, at deprimerede personer er mere tilbøjelige til at udvikle det metaboliske syndrom, som ofte følger med over vægt, især når denne vægt er koncentreret omkring taljen. Folk trøster sig ved at trøstespise normalt med mad, der er højt i fedt, sukker og kalorier, fordi de er ivrige, ensomme, vrede eller lider af. Der er en karakteristisk type depression med symptomer på lethed og overspisning, og dermed fedme fører til depression og angst. National Institute of Health (NIH) redegjorde for, at fedme øgede risikoen for udbrud af depression i ældre personer. Når NIH studerede alderen 70-79 år, forudsagde mave fedmebegyndelsen af depressive symptomer efter justering for sociodemografi. Når BMI og visceralt fedt blev justeret for hinanden, var kun visceralt fedt signifikant forbundet med depression, og forekom hovedsagelig hos mænd. Således kan specifikke mekanismer relatere visceralt fedt til begyndelsen af depression. Depression er forbundet med vægtøgning i omkring 10 til 20% af tilfældene. Vægtstigning er særlig almindelig i sæsonbetonet depression, som sker om vinteren på nordlige breddegrader. Sæsonbetinget affektiv lidelse er forbundet med vægtøgning, som kan behandles ved udsættelse for kunstigt sollys. Mange patienter rapporterer, at forekomsten af fedme opstod med nogle store følelsesmæssigt stressende begivenheder i deres liv. Følelsesmæssige forstyrrelser, såsom tristhed, depression og ensomhed, der forårsager stagnation af Qi og endelig udvikler sig til ophobning af slim, der fører til fedme. Denne type fedme forekommer oftest hos de unge eller midaldrende kvinder.

(4) Livsstil, kost og miljøfaktor

I dag bruger mange mennesker mange timer ved deres skrivebord, tv og computer, mens de kun bruger et par timer til fysisk træning eller aktiviteter. Nogle undersøgelser har vist, at fjernsyn i mere end 2 timer om dagen er forbundet med fedme. Nogle mennesker lever uden fortov eller park og er begrænset til huset, og der er ikke-fysiske aktiviteter som f.eks. Ikke gå til butikken eller arbejde. I dag kan vi købe mange ting, herunder mad og frugt via internettet, og de sender via post eller leveringstjeneste, så folk ikke behøver at gå ud i supermarkedet eller stormagasinet, så det vil som følge heraf være manglende fysisk bevægelse for mennesker. Det blev fundet af forskere, at miljøændringer som flytning til et nyt land f. ex. Asiatisk land til Europa, kan føre til ændrede spisevaner og daglige fødevarer, som igen fører til vægtforøgelse. Nogle mennesker, som hvis livsstil er meget begrænset, såsom at spise fastfood, sukkerholdig drikkevareindtagelse, og hvis det fortsætter med at indtage overdreven fedtholdige fødevarer i lang tid, kan det forårsage dysfunktion af milt Qi, som fører til stagnation af slim i kroppen og fører endelig til fedme. For skolebørn er det vigtigt at have ernæring af mad fra skole frokostprogram med kalorier med lavt fedtindhold og give fysisk aktivitet til regelmæssige rutiner. Som skole frokost er det nødvendigt at fremme sundere valg, herunder mindst 5 forskellige frugter og grøntsager om dagen, rimelige portionsstørrelser af mad og drikke til at reducere for stort kalorieindtag. For børn, der lever i europæiske lande, var fedme uafhængigt forbundet med brug af elektroniske spil og fjernsyn, og det var negativt forbundet med fysisk aktivitet. Børn i europæiske lande vil gerne undgå "giftige omgivelser", der fører til epidemi i barndommen, som det allerede er oplevet i USA. (110)

Macronæringsstofindholdet i kosten, som er kulhydrat, protein og fedt, energitæthed, sukker-sødet i drikkevarer og portions-størrelse har været involveret fedmeudvikling. Undersøgelserne i University of Cincinnati, USA viste, at monoumættede fedtstoffer, hvilken kost er mest populær i Middelhavsområdet i Europa, understreger virkningerne af forbruget af grøntsager, frugter, fuldkorn, bælgfrugter, nødder, olivenolie og rapsolie og begrænser indtaget af mættede fedtstoffer fra kødfjerkræ og mejeriprodukter. Resultater viste, at kostvaner med højt monoumættet fedt kan forbedre vægten, blodtrykket, plasma lipiderne og insulinfølsomheden og diæt med lavere fedtindhold. Lavere kulhydrat, højere protein diæter er forbundet med overlegne fordele for vægttab. En kost med lavt kalorieindhold giver ca. 1000 til 1500 Kcal pr. Dag, og det afhænger af kropsvægt. De fleste fedme retningslinjer anbefale reducere fedtindtag til mindre end 30% af det samlede kalorieindtag.

Kost og fysisk aktivitet bidrager til energibalance og vægtkontrol. Multi-strategiske indgreb, der omfatter uddannelsesmæssige, adfærdsmæssige, f. ex. problemløsning, målindstilling og selvovervågning og miljømæssige tilgange har været effektive til fremme af sunde livsstilsvaner på kort sigt. Så det er vigtigt, at veludformede, omfattende forsøg udføres for at fastlægge langsigtet effekt af specifikke strategier og leveringsmetoder til forebyggelse og bekæmpelse af fedme i hjemmet, skolen, arbejdspladsen og sundhedsvæsenet. Miljøet omfatter mange faktorer, der kan føre til vægtøgning som arbejde, stress og andre livsstilvaner.

Der er mange miljømæssige faktorer, der synes at være nødvendige for at udtrykke fedme. Fedme er samspillet mellem miljøet og den genetiske tendens til at akkumulere overskydende fedtvæv. Regulering af energibalance er sammensat og påvirket af talrige genetiske og miljømæssige faktorer. Både den genetiske faktor og den miljømæssige faktor skal være til stede for at fedme forekommer.

3.2 patogenese
3.2.1 Sygdomsrisiko forbundet med fedme

Fedme skyldes en ekstrem ophobning af kropsfedtvævsmasse og eskalerer sundhedsproblemet. Det er forbundet med forøget fedtcelle størrelse og antal, og det følger normalt med alvorlige sundhedsmæssige konsekvenser, hvis ikke kontrolleret. Det forårsager både uafhængigt og i forbindelse med andre sygdomme. Kropsvægt og opbevaring af energi som triglycerid i fedtvæv bestemmes af interaktionen mellem genetisk, metabolisk forbundet med flere specifikke biokemiske, miljømæssige og psykologiske faktorer. Disse påvirkninger virker i sidste ende ved at ændre balancen mellem energiindtag og forbrug. Fedme er steget og bliver globalt problem med en række patologiske lidelser, og fedme har tæt forbindelse med sygdom som hypertension, diabetes mellitus type 2, hjerte-kar-sygdom, kræft, slagtilfælde, osteo-arthritis, dyslipidæmi, gallesten, åndedrætssystem, lever, nyre, depression og søvnapnø. Fedme bringer mange sygdomme og komplikationer og fremskynder aldring og endda forøger dødeligheden. Et omfattende antal epidemiologiske undersøgelser har skabt en signifikant stigning i kardiovaskulær og ikke-kardiovaskulær dødelighed forbundet fedme. (89)

3.2.2 Fedme forbundet sygdom

(1) Diabetes

Den langsigtede risiko for type 2 diabetes øges markant med stigende vægt. Flere undersøgelser har et tegn på, at vægttab er forbundet med en signifikant reduktion i risikoen for type 2-diabetes, der er forbundet med fedme, og vægttab har forbedret diabeteskontrollen. (89) Overvægtige mennesker har en tre gange større risiko for at blive diabetiker. Forøgelsen af fedt vil ændre endokrin funktion. Det forårsager en stigning i glukose og resistens over for insulin, hvilket resulterer i type 2 diabetes.

(2) Hjerte-kar sygdom

Fedme er en uafhængig risikofaktor for hjerte-kar-sygdomme, herunder angina pectoris, myokardie, kongestiv hjertesvigt, slagtilfælde og hypertension. Resultater fra Framingham Heart Study viste, at fedme øger risikoen for atrieflimren. Hypertension er en risikofaktor for hjerte-kar og er relateret til fedme. Women's Health Study fandt en betydelig væsentlig tilknytning til fedme. (89)

Hjerte-kar sygdom er en af de største sygdomme forbundet med fedme. Det overskydende fedt i kroppen kan lægge ekstra stress på hjertet. Hjertet skal pumpe mere blod, hvilket får det til at blive forstørret, hvilket resulterer i hjertesvigt.

(3) Metabolisk syndrom

Metabolisk syndrom er forbundet med kardiovaskulære risikofaktorer og omfatter mave fedme kombineret med forhøjet blodtryk, fastende plasmaglucose og triglycerider og reduceret lipoproteinkolesterolniveauer med høj densitet. Metabolisk syndrom er forbundet med en øget risiko for kardiovaskulær dødelighed. mave fedme er stærkt forbundet med risikoen for diabetes.

(4) kræft

Der er en betydelig sammenhæng mellem fedme og kræft. American Cancer Prevention Study II, der var fri fra kræft i 1982 og fulgte op til 16 år. Blandt dem med BMI $\geq$ 40kg / m2 var dødeligheden fra alle årsager til kræft 52% højere hos mænd og 62% højere hos kvinder sammenlignet med dem med normal BMI. BMI er signifikant forbundet med højere dødelighed på grund af kræft i spiserør, tyktarm, endetarm, lever, galdeblære, pankreas, nyre, lymfom og multiple myelom.

Det er især hos kvinder, at nervecellecarcinom er associeret med øget BMI, men der blev ikke observeret nogen signifikant stigning for mænd ved (European Prospective Investigation, Cancer and Nutrition study).

(5) Artritis

Fedme er stærkt forbundet med en øget risiko for og en moderat forbindelse med slidgigt. Slidgigt påvirker folks livsstil og funktion, og det er vigtigt at have vægttab. Vægttab har vist sig at forbedre tegn og symptomer på slidgigt betydeligt og forbedre handicap og funktion hos overvægtige mennesker.

(6) galdeblære sygdom

Den betydelige forbindelse med fedme og galdeblære sygdom blandt kvinder var ved en epidemiologisk undersøgelse hos National Health Service i England og Skotland. Kvinder med højere BMI var mere galdeblære sygdom. Galdeblære sygdom blev tilskrevet fedme.

(7) Akut pancreatitis

Akut pancreatitis er tæt forbundet med fedme, og det vil være sværhedsgrad og dødelighed. Fedme (BMI≥ 30kg / m2) blev identificeret som en risikofaktor for udvikling af lokale komplikationer ved akut pancreatitis og forbundet med øget dødelighed.

(8) lever

Ikke alkoholholdig fedtsygdom er forbundet med fedme. National Health Survey viste, at udbredelsen af ikke alkoholholdige fedtsygdomme var 30%, og dette var mere almindeligt hos mænd (38%) end hos kvinder (21%), og fedme (BMI> 30kg / m2 var uafhængigt forbundet med denne sygdom.

(9) lungekomplikationer

Obstruktiv søvnapnø er præget af øvre luftvejsobstruktion, der opstår som gentagne episoder under søvn. Obstruktiv søvnapnø er høj snorking, fragmenteret søvn, gentagen hypoxæmi, hyperkapnia, søvnighed i dag osv. Blandt middelaldrende kvinder og mænd. Fedme er den mest risikofaktor for udviklingen af obstruktiv søvnapnø, og 60% til 90% af de voksne er overvægtige. Fedme kan også påvirke lungen, der forårsager obstruktion og vejrtrækninger, der fører til lungekomplikationer.

(10) Depression

Den nationale epidemiologiske undersøgelse vurderede forholdet mellem BMI og psykiatriske lidelser, og blandt deltagere var BMI signifikant forbundet med humør, angst og personlighedsforstyrrelser.

Forskning har vist, at jobrelateret stress kan bidrage til fedme og overvægt.

3.2.3 Behandling af fedme ved vestlig behandling

Ubalancen mellem energi input og output fører til overskydende akkumulering af fedt i kroppen. Spisevaner har ændret sig, og det er blevet forøget med kalorieindtag og ikke nok fysiske aktiviteter til at forbrænde kalorierne. Vægttab programmer varierer fra individuel planlagt motion og kost planlægning til medicinske interventioner såsom kirurgi og vægttab medicin. For at kunne styre vægttab for at være succes er det vigtigst og nødvendigt at ændre livsstil, hvilke adfærdsændringer, herunder kostveje og motion er en af de vigtigste faktorer for behandling. For at bruge energi er det nødvendigt at udøve øvelse.

I den vestlige behandling af fedme er hovedsagelig at spise få kalorier og fysisk punktafgift. Hvis det er ekstremt tilfældet, kan det være kirurgi og medicin til vægttab, og desuden vil det være populært alternativ medicin.

(1) kostterapi

Ifølge anbefaling fra American College of Sports Medicine vil udgifterne til kalorieindhold i voksne være 300 til 500 kcal om øvelsesgange eller 1.000 til 2.000 kcal om ugen, og vægttabsprogrammet skal begynde med at tabe 10 procent af vægten fra baseline inden for seks måneder. Kosten skal være lav i fedt og høj i fiber og passende balance mellem kulhydrat, protein og fedt til indtagelse af den rigtige mængde næringsstoffer, såsom vitaminer. Fedme management retningslinjer af National Heart, Lung og Blood Institute anbefaler den lave kulhydrat kost med 30g om dagen eller mindre, og grøntsager og frugter med høje forhold mellem fiber og kulhydrat.

Gruppen studerede i 6 måneder for vægttab både lavt kulhydrat kost og fedtholdig kost.

Den lave kulhydratdiæt var forbundet med større fald i serumtriglycerider og større stigninger i HDL-kolesterol end den konventionelle kost.

Middelhavsstil kost, hvilken mad rig på mono- og flerumættet fedt, fiber og lavt indhold af omega-6 til omega 3 fedtsyrer er også forbundet med vægttab. Undersøgelser giver beviser for indflydelse af delstørrelse på energiindtag ved et enkelt måltid. Indvirkning på kropsvægt kan minimeres, hvis personer kompenserer ved at forbruge mindre energi ved det næste måltid. Efter undersøgelsen viste det effekten af større portioner af alle fødevarer over 2 dages periode. Resultaterne viste en stigning i energiforbruget på 26% på begge dage med følelse fuldere.

(2) Fysisk øvelsesterapi

Vandreture kan udføres sikkert og nemt indarbejdes i det daglige liv. Øvelserne kan være ærobic, herunder Body Toning, Zumba dans, cykling, svømning, jogging, trappegang, gå større afstande, havearbejde, husarbejde og mindst 30 minutter med moderat intensitet fysiske aktiviteter. Øvelse er den bedste forudsigelse for at forhindre tilbagevendende vægtforøgelse. Det er mere effektivt at få retningslinjer for aktivitetsrecept for aerob aktivitet eller fitness træning til daglig livsstil aktiviteter. Hovedkomponenterne i træningsopgaver med opvarmning og nedkølingsperioder er nødvendige. Styrketræning er effektiv til fedme behandling ved hjælp af håndvægt, kropstang, endda bære dagligvarer. Fysisk aktivitet bør indledes med et lavt tempo i korte perioder og gradvist øges i intensitet og tid.

(3) lægemiddelbehandling

kan være en del af behandlingen for overvægt og fedme sammen med kost, motion og adfærds ændringer. De fleste genvinder deres vægt, når de har stoppet med at bruge stoffer. Folk bør kende og forstå denne evaluering af lægemiddel for risiko og fordele, før de træffer beslutning. Lægemiddelterapi kan være nyttig med BMI større end 30 kg / m2. Det bør bruges i kombination med en anbefalet kost og et træningsprogram for at opnå de største og længste varige resultater. Effekten af vægttab opnået ved brug af lægemiddelbehandling på grund af total morbiditet og dødelighed er ikke blevet etableret.

Medicinering i hovedrolle for fedme falder primært ind i appetit suppresant stoffer, metaboliske stimulanser, fordøjelses- og absorptionsinhibitorer, insulinsensibilisatorer og fedt- og fedtcellehæmmere.

(1) Appetit middel

Det henviste til anorektiske lægemidler, som anvendes som supplement til adfærdsterapi i vægtreduktionsprogram. De to klasser af anorektiske lægemidler er noradrenerge og de serotonergiske midler. Noradrenergiske lægemidler påvirker vægttab ved at virke i appetitcentret. Phenylpropanolamin (Dexatrim), et sympatomimetisk lægemiddel og syntetisk derivat af Efedrin, er som appetitundertrykkende i håndkøb og decongestant og har et større vægttab. Bivirkninger forårsager nervøsitet, søvnløshed, svimmelhed, hjertebanken og hovedpine. Dette lægemiddel bruges også, når patienter har højt blodtryk, depression eller angstlidelse, eller hvis de har diabetes, hjertesygdomme eller sygdom i skjoldbruskkirtel.

Lægemidlet Phentermin bruges til at regulere noradrenerg neurotransmission for at mindske appetitten og bruges som et enkelt vægttab agent.

(2) Metaboliske stimuleringsmidler

Kombinationen af Efedrin og koffein besidder anorektiske og termogene egenskaber. Efedrin øger frigivelsen af norepinephrin, der regulerer fødeindtaget og fungerer som et sympatomimetisk middel til at stimulere puls og blodtryk og øge themogenese. Koffein, en adenosinantagonist, reducerer nedbrydning af norepinephrin inden for synaptiske forbindelser. Bivirkning ved at anvende kombination af norepinephrin og koffein forårsager tremor, søvnløshed og svimmelhed.

Selektive beta-adrenerge agonister skal øge metabolismen og forårsage vægttab ved at nedsætte kroppens lipid. Mutation i genet kodende for den beta-adrenerge receptor er forbundet med vægtforøgelse, mave fedme og insulinresistens.

(3) fordøjelses- og absorptionshæmmere

Det er at bruge fordøjelseshæmmere, der forstyrrer nedbrydningen, fordøjelsen og absorptionen af fedt i mavetarmkanalen, såsom mave og pankreaslipaser, hjælper med fordøjelsen af triglycerider i kosten ved at omdanne dem til frie fedtsyrer, der absorberes ved grænsen til tyndtarmen. Inhibering af disse enzymer fører til inhibering af fordøjelsen af triglycerider i kosten og nedsat cholesterolabsorption og kan nedsætte absorptionen af fedtopløselige vitaminer A, D, E og K. Gastrointestinale bivirkninger forekom hos så mange som 40 procent af patienterne og resulterede i ophør af brug hos omkring 10 procent af patienterne. (122) Gastrointestinale bivirkninger er akkumulering af gas i maven, olieholdig afføring, afføring inkontinens og mavesmerter. Orlistat er for tiden det eneste tilgængelige lægemiddel, som ændrer fedtfordøjelsen. Det er inhibitor for Pancreaslipase, og det gør absorptionen af ca. 30 procent af kosten fedt. Orlistat er indiceret til brug hos patienter med BMI på mindst 30 kg / m2 eller hos patienter med hypertension, diabetes eller dyslipidæmi, der har en BMI på over 27 kg / m2. Det viste at 55% af patienterne behandlet med Orlistat i den anbefalede dosis på 120 mg og tabte mere end 5% af deres kropsvægt. 25% af patienterne tog Orlistat og tabte 10% af deres kropsvægt. Men Orlistat nedsattevægtforøgelsen igen i andet behandlingsår.

(4) Insulin Sensitizers

Såsom Sibutramin agent, der anvendes til diabetes, men også anvendes til patienter, der har BMI over 30 kg/m2. Fedme er forbundet med diabetes type 2, og ændring i genet kodende for den beta-adrenerge receptor er forbundet med vægtforøgelse, mave fedme og insulinresistens. Hos diabetespatienter resulterede sibutramin i betydeligt vægttab.

(5) Fedtinhibitorer

Dette er at reducere kaloriværdi fra fedt, samtidig med at bevare den bløde og fyldige konsistens, der stammer fra fedt. Den nyeste fedtbaserede erstatning er Olestra, som indeholder nul kcal pr.g. Olestra er en saccharosepolyester og til anvendelse som fødevareadditiv i færdigpakkede snacks såsom kartoffel-, majs- og tortilla chips og kiks, der erstatter 100 procent af fedtet. Som en saccharosepolyester med seks til otte fedtsyre sidekæder er den for stor til at blive hydrolyseret af fordøjelsesenzymer, derfor absorberes den ikke og har ingen kalorieværdi. En 28 g servering af kartoffelchips stegt i fedt indeholder 10 g fedt og 150 kalorier, mens en lignende servering af Olestra kartoffelchips ikke indeholder fedt og kun 70 kalorier.

4 uger undersøgelse har vist, 4 kg vægttab, når Olesta erstattede kostfedt i en hypocalorisk kost. Olestra kan være effektiv til at forbedre vægttab, når det anvendes i en kaloriebegrænset kost. Bivirkning af Olesta er at forårsage gastrointestinal, såsom oppustethed, flatulens, diarré, løs afføring og anal lækage. Olesta kan hæmme absorptionen af fedtopløseligt vitamin A, D, E og K og carotenoider. Optagelsen af fedtopløselige vitaminer fra fordøjelseskanalen kan kun påvirkes af Olestra, hvis begge fødevarer spises samtidig.

(4) Kirurgisk terapi

Kirurgisk behandling af fedme kan overvejes, hvis;

• Personen har BMI på 40 eller højere.

• BMI på 35 til 39,9 og har et alvorligt vægtrelateret helbredsproblem, såsom diabetes eller højt blodtryk.

• Personen har forpligtet sig til de livsstilsændringer, der er nødvendige for at operationen virker.

Kirurgisk behandling til vægttab giver chancen for at tabe mest vægt, men der kan være risici. Denne operation begrænser mængden af mad og reducerer absorptionen af mad og kalorier. Kirurgi kan hjælpe omkring 50 procent af overskydende kropsvægt, men det har ingen garanti for at tabe alt overskydende vægt eller holde det væk på lang sigt.

Vægttab for fedmeoperationer omfatter:

1) Gastrisk bypassoperation

Tyndtarmen opereres en kort afstand under maven og forbindes med den nye pose, der har skabt en lille pose i maven, og derefter flyder mad og væske direkte fra posen ind i denne del af tarmene og går udenom.

2) Laparoskopisk justerbar gastrisk banding (LAGB)

Der skabes en lille kanal mellem de to poser. Dette vil ikke fungere uden ændringer i personens adfærd, og resultatet er normalt ikke så godt. Lap Band gastric banding device er ikke godkendt til personer, der har BMI på 30 til 34, og hvis personen har en yderligere sundhedstilstand relateret til fedme.

3) Gastrisk sleeve

En del af maven fjernes og der skabes et mindre reservoir for mad. Denne procedure er stadig under evaluering.

4) Biliopancreatisk afledning med duodenal switch

Det meste af maven fjernes ved denne procedure. Der vil være stor risiko for fejlernæring og mangel på vitaminer, og det er nødvendigt at foretage tæt medicinsk overvågning af sundhedsproblemet. Det bruges til personer med BMI 50 eller mere.

Afsnit 4 Sagsrapporter om Simpel Fedme Forskning ved akupunkturbehandling
单纯性 肥胖症 针灸 治疗 研究 进展 验 案

4.1 Moderne forskning
4.1.1 Kropsakupunktur

Fedme skyldes dysfunktion af transport og transformation af kroppens væske, ophobning af fugt og slim uklarhed, som er resultatet af sygdomme i Zang-Fu organer, stagnation af Qi og Blod, disharmoni af "Thoroughfare Vessel" og "Conception Vessel". Fedme opnået ved nåling meridian peger på at balancere Yin og Yang, regulerer Zang-Fu organer, fremmer flow af Qi og blod af meridianerne, og eliminerer de patogene faktorer ved mudring meridian og sikkerhedsstillelse. Nåle kan snoes, elektrisk stimuleres og efterlades på plads. De filiform nåle med diameter på 0,25-0,30 mm og længde på 40-75 mm blev typisk udvalgt baseret på fedmegrad.

Meng et al. (Zhang, 2008) behandlede 180 tilfælde af kvindelig simpel fedme ved hjælp af elektroakupunktur (EA) og 60 tilfælde ved manuel akupunktur til bekæmpelse af fedme. Ren 12, ST 25, Ren 4 og ST 36 blev valgt som hovedpunkter i begge grupper. I EA-behandlingsgruppen blev bilaterale ST 25 stimuleret af elektrisk anordning med dispergeret og tæt bølge og styrken tålelig for patienterne. Nåle blev opbevaret i 40 minutter. og behandlingen blev givet 5 gange om ugen efterfulgt af et 2 dages interval i begge grupper og 20 sessioner bestående af et terapeutisk kursus. Den samlede effektivitet på 97,8% og 88% blev opnået i henholdsvis EA-behandlings- og kontrolgruppen. Yin (Zhang, 2008) valgte Ren 12, Ren 4 og SP 6 som hovedpunkter og tilføjede sekundære punkter efter differentiering af symptomer og tegn. Efter ankomsten af Qi ved at løfte og stødte til forstærkning og reduktion blev elektrisk anordning påført hovedpunkterne med kontinuerlige bølger og 20 / sek. i frekvens og intensitet tolerabel over for patienterne. Behandlingen blev givet en gang hver anden dag, og 10 behandlinger udgjorde et terapeutisk forløb med et interval på 3 dage mellem to behandlingsforløb var 87,5%.

Da EAs funktion kan nøjagtigt karakteriseres, og resultaterne bliver mere eller mindre kopieret, blev et forsøg foretaget af Han Jishengs forskergruppe for at afklare, om EA af strengt identificerede parametre er effektiv til at undertrykke den enkle fedme induceret af højenergiediet i en rotte model. I de diæter inducerede overvægtige rotter blev EA anbragt ved de bag ben akupunkter 3 gange om ugen i 4 uger med høj energi kost og vand tilvejebragt. En signifikant reduktion i kropsvægten ledsaget af reduktion i fødeindtag blev observeret.

4.1.2 EA akupoint og frekvensvalg

2 Hz EA var mere effektiv end 100 Hz EA (Tian et al., 2005). Som følge heraf viste diætfremkaldt overvægtige rotter et øget niveau af plasmakolesterol og triglycerid. EA-stimulering frembragte en

reduktion i plasmaniveauet af totalt cholesterol og triglycerid. I denne henseende var 100 Hz EA mere effektiv end 2 Hz EA. Hvis det er bekræftet, at 2 Hz EA er mere effektivt i vægttab og 100 Hz EA mere effektivt i formindskelse af plasma lipidindhold, kan det være umagen værd at forsøge 2/100 Hz alternativ stimuleringsmodus til at dække begge sider af lidelsen.

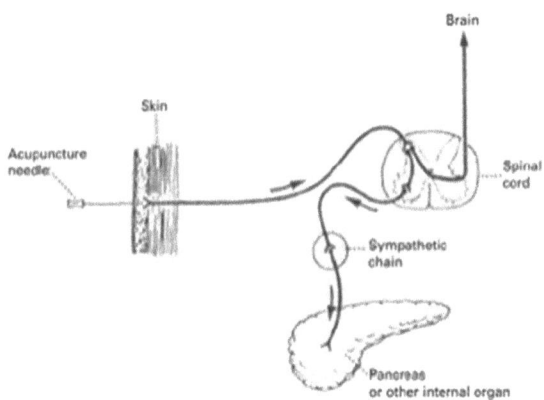

Figure 1   Simplified theoretical pathway of needle stimulation sending nerve impulses to brain and internal organ.[12]

Figur motiveret fra (10)

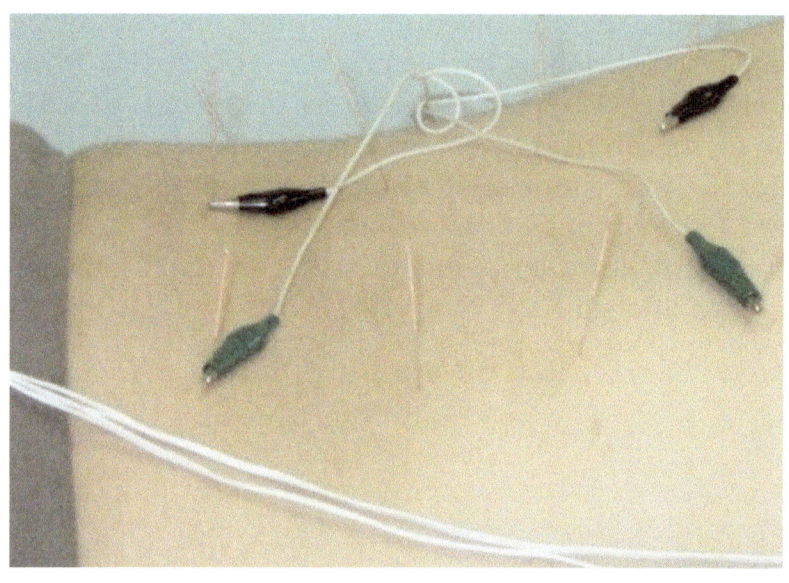

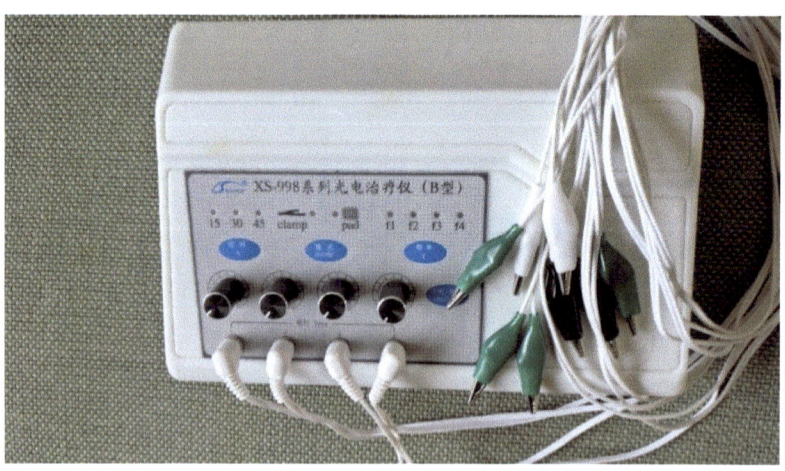

4.1.2 Øre Terapi

I TCM er ørerne et vigtigt pivotpunkt for meridianerne at kommunikere med hinanden. Når organerne er i disharmoni, vil det blive afspejlet på øret. Det giver dramatiske kropsvægt reduktioner hos overvægtige patienter. Det har fysiologiske og anorexigeniske funktioner som skal forklares. Foster somatotop og Nogiers inverterede somatotopi er blevet analyseret. Ligheden mellem lokaliseringen af motorens og somatosensoriske repræsentationer af øret i hjernebarken i fosteret er også blevet noteret i både vestlige og kinesiske tidsskrifter.

Apostolopoulos (26), Grækenland observerede 800 tilfælde; Øreakupunktur (placering af tryknåle) blev anvendt ved mave punkt (ifølge Nogier) og undertiden på punktet for psykologisk balance (Shenmen) til bekæmpelse af angst og til hjælp i vægttab hos 800 patienter over en toårsperiode. 683 kvinder og 117 mænd i alderen 15-76 år. Der var betydeligt vægttab i 64,8% og 35,5% efter 6-12 måneder.

Tryknåle blev indsat og efterladt i 10 til 15 dage ved øreakupunkturpunktet og opholdt sig igen efter 4 til

5 dage. Samtidig blev der givet instrukser til standard behandling af fedme, herunder lavt kalorieindhold, aerob træning, adfærdsmodifikation, psykologisk støtte mv. Patienterne blev fulgt op i en periode på et år. Kontrol med overspisning og angst ved hjælp af øreakupunktur ved maven og Shenmen punkt har været gavnlig. Øreakupunktur på maveområdet og Shenmen, hvilket psykologisk balancepunkt blev anvendt til bekæmpelse af overspisning og angst og som hjælp til vægttab hos 800 individer i 1993-1994. Mavepunktet fremkalder en følelse af mæthed efter at have spist en lille mængde mad, og den terapeutiske fordel ligger i hæmningen af appetit og ikke at være overvægtig i længere tid. Maveområdet kaldes også "helixens rod".

Shiraishi (40), Japan observeret; 55 personer, 26 mænd og 29 kvinder, som er sunde frivillige i gennemsnit 34,5 (17-57) år med en BMI på 24,3 kg / m2 og 5 mildt overvægtige patienter; gennemsnitsalder 31,6 år, BMI 26,5 kg / m2. Små Øre nåle (0,15 x 2,0 mm) blev indsat og erstattet med nye en gang om ugen. Kropsvægten blev målt fire gange om dagen, umiddelbart efter opvågnen om morgenen, umiddelbart efter morgenmaden, efter aftensmaden og før man gik i seng. Eksperimentelle periode var 3 til 8 uger.

Der var 501 i gruppe A (262 kvinder, 239 mænd) og 520 i gruppe B (kvinder 261, 259 mænd). Undersøgelse var alder, køn og BMI i forhold til forsøgspersonerne. I gruppe A målte deres kropsvægt i 18 uger, som var uden akupunkturrelateret stimulering eller interferens med deres ører. I gruppe B målte deres kropsvægt fire gange om dagen, ligesom gruppe A. Gruppe B modtog Øre nåle intracutant i den bilaterale cavum conchae en gang om ugen i uger 3 til 8 og 10 til 15. Gruppe A blev målt legemsfedt, kropsvægt, og midje-hofteforhold. Resultatet følge heraf var, at overvægtige patient er mest succesfulde af at tabe sig. Den daglige kropsvægt ændres i samme patient, hvis vægt var signifikant reduceret ca. 5 kg efter 18 uger med bilateral Øre akupunkturstimulering.

Udvalgte akupunkt for fedme er; Tyktarm, Tyndtarm, Lunger, Sanjiao, Endokrine, Subcortex, Sult Center, Tørstcenter, forstoppelsescenter, sympatisk, Mave, Spiserør, Mund, Binyre og Milt.

Hsieh CH (127) observerede 56 unge voksne i alderen 18 til 20 år gamle for Øre akupressur på vægtreduktion og mave fedme i otte uger med japansk magnetisk perle én gruppe, og en anden gruppe fik Semen Vaccariae på Øre akupunktet. Begge grupper viste signifikante reduktioner i kropsvægt og taljemål efter otte ugers behandling. Gruppen behandlet med Semen Vaccariae gruppen viste et mere effektivt vægttab på kort sigt. Øre akupressur er en sikker og omkostningseffektiv behandling af vægttab, og der er en rimelig mulighed for behandling af fedme for unge.

Udvalgte acupoint for fedme er; Tyktarm, Tyndtarm, Lunger, Tredobbeltbrænder, Endokrine, Subcortex, Hungercenter, Tørstesenter, Forstoppelsescenter, Sympatisk, Mave, Spiserør, Mund, Adrenal Kirtlen og Milt.

Richards D (129) observerede, at 60 overvægtige personer tilfældigt opdelt i en aktiv og en kontrolgruppe, brugte AcuSlim apparat to gange i fire uger. Den aktive gruppe fik vedhæftet enheden til ørepunkterne Shenmen og maven. Kontrolgruppen var med apparat til deres tommelfinger, hvor der ikke var akupunkturpunkter. Som resultaterne reagerede 95% af den aktive gruppe på undertrykkelse af appetit, men kontrolgruppe viste ingen reaktion. Specifikke Øre akupunkturpunkter er en effektiv metode til appetitundertrykkelse for vægttab. Øre akupunktur stimulerer til øret som vagal nerve og hæver serotonin niveauer, og de har vist sig at øge tonen i den glatte muskel i maven, der undertrykker appetit.

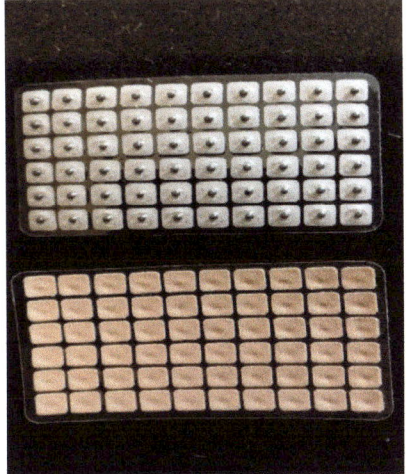

Figur motiveret fra (44)

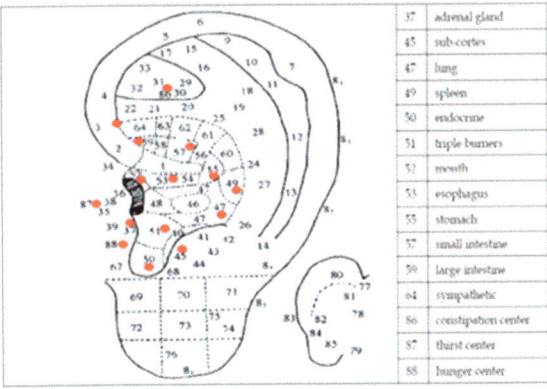

Fig. 4. Selected aural acupoints in weight loss (ICMHL, Shen-Nong Info. e)

56

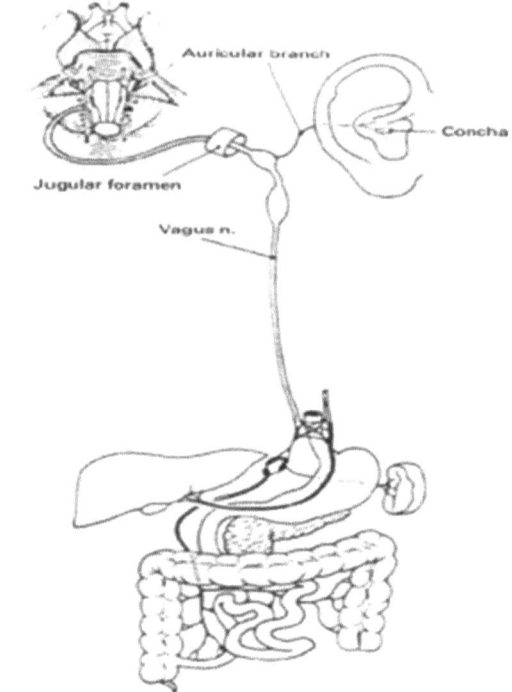

Figur motiveret fra (10)

4.1.3 Moxibusion

Yang et al. (Zhang, 2008) (44) anvendte moxibusion
med opvarmningsnål til at behandle 32 tilfælde af

simpel fedme af mangeltype ved at vælge Ren 6 (气 海 Qihai), Ren 4 (关 元 Guanyuan), ST 36 (足 三 里 Zusanli), ST 25 (天 枢 Tianshu), SP 9 (阴 陵 泉 Yinlingquan) og SP 6 (三阴 交 Sanyinjiao) som hovedpunkter og sekundære punkter efter differentiering af symptomer og tegn. Efter ankomsten af Qi blev 1-2 sat op Moxa på ca. 2 cm i længden sat på håndtagene på nålene på de 2-3 hovedpunkter, og de andre nåle blev bevaret som sædvanligt. Behandlingen blev givet 6 gange ugentligt, og 30 sessioner udgjorde et terapeutisk forløb. En samlet effektivitet hastighed på 90,6% blev opnået efter et behandlingsforløb.

Shen Tao et al. (161) observerede 48 tilfælde af fedme ved hætteformet varm akupunktur til behandling af fedme med hyperlipidæmi ved brug af punkter i Du 20 (白 会 Baihui), P 6 (内 關 Naiguan), ST 36 (足 三 里 Zusanli) Liv 3 (太冲 Taichong), KI 7 (复 瘤 Fuliu), Ren 4 (关 元 Guanyuan), ST 25 (天 枢 Tianshu) og Ren 12 (中 脘 Zhongwan). Efter 4 behandlinger blev 15 tilfælde markeret som effektiv, 23 tilfælde fik effektivitet og 10 tilfælde mislykkedes, og den samlede effektivitet var 79,2%.

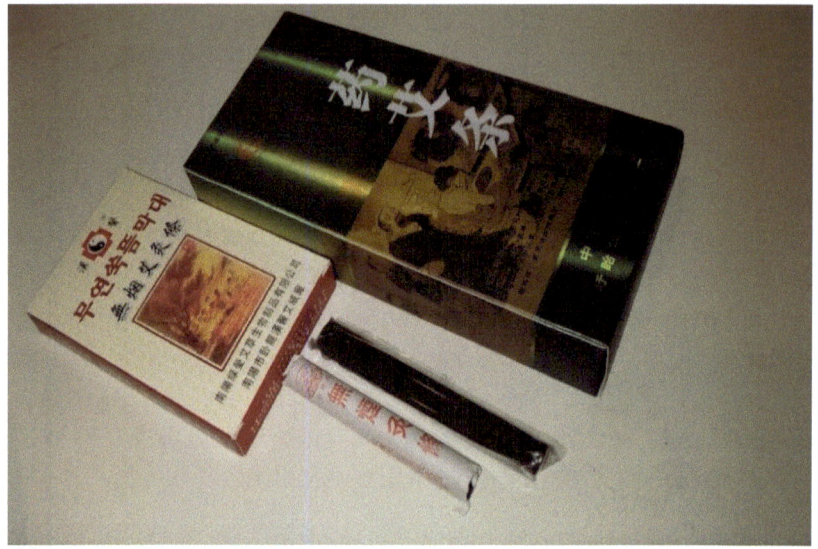

Moxa

4.1.4 Integrering af kattetarme

Chen F et al. (125) undersøgte mekanismen for acupoint catgut embedding i behandlingen af simpel fedme. 80 enkle fedme patienter blev tilfældigt opdelt i akupunkt catgut embedding gruppe og akupunktur gruppe. Acupoints udvalgt på basis af differentiering af symptomer og tegn. ST 34 (梁丘 Liangqiu), Ren 12 (中脘 Zhongwan), ST 25 (天枢 Tianshu), Ren 9 (水分 Shuifen), ST 40 (丰隆 Fenglong) og Ashi punkt.

Catgut embedding blev udført en gang om ugen i 4 uger terapeutisk forløb. Akupunktur blev givet en gang om dagen i de første 5 dage og derefter en gang hver anden dag. Før og efter behandling blev kroppsvægt (BW) og body mass index (BMI) målt. Blodprøver under faste fra albue-vene for at detektere insulin- og glucoseindhold og tumornekrosefaktorkoncentration med enzymbundet immunosorbent-test og insulinresistensindeks. Efter behandlingen blev de to af 40 tilfælde i akupunktur- og acupoint-katgut-indlejringsgrupper, 12 og 13 blev helbredt, og 13 og 15 havde en markant forbedring, 10 og 8 havde en forbedring, 5 og 4 mislykkedes. Effektivteten sats var henholdsvis 87,5% og 90%. Der var ikke så meget forskel på de to grupper.

Både akupunkt katgut indlejring og akupunktur har en bestemt terapeutisk effekt i behandlingen af simpel fedme, som er tæt forbundet med faldet i seruminsulin, glucose og tumor nekrosefaktor.

4.1.5 Anden behandling
4.1.5 (1) Blomme-blomst nålterapi

Simpel fedme af blomme-blomst nål anvend på det
område, hvor det subkutane fedt er overdrevent
deponeret, såsom lænden og den mave område, som
er på begge sider af rygsøjlen, de øvre og nedre
maveregioner, anteromedial side af ben, den nedre
grænse af underkæbe og ST 36 (足 三 里 Zusanli), SP
6 (三阴 交 Sanyinjiao), Ren 12 (中 脘 Zhongwan), P 6
(内 关 Neiguan) og Du 14 (大椎 Dazhui) og området af
de positive masser. Modifikationer tilsat til den øvre
ryg regionen, lænden og den mediale side af benet,
nakken region, det sakrale område, leveren region og
den øvre abdominal region. Moderate eller tunge
anboringer bør gælde, når den mave område
modtager anboringer, skal patienten stå oprejst og
øve dyb vejrtrækning. Zhong Meiquan observeret at
en patient på simpel fedme med 78 kg af kropsvægt
og mave måling var 111cm på blomme-blomstre nål.
Efter én behandlingsforløb ved blomme-blomstre nål,
kropsvægten reduceret til 76 kg, mave måling til
105cm. Efter to behandlingsforløb reduceres
kropsvægten til 70 kg. Efter 6 behandlingsforløb blev

kropsvægten yderligere reduceret til 62,5 kg, mavemåling til 92 cm.

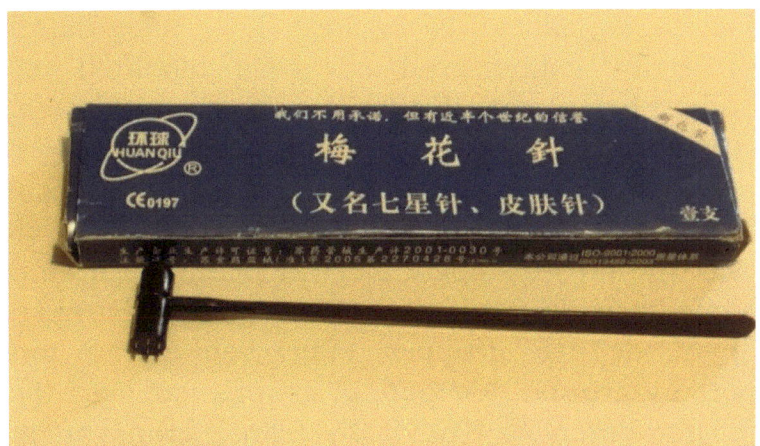

Blomme-blomst nål

4.1.5 (2) Akupotomi

Chen M et al. (46) ved Nanjing Univ. Af TCM observerede, at 105 tilfælde blev randomiseret opdelt i en akupotomigruppe, en elektroacupunkturgruppe og en akupunkturgruppe, 35 tilfælde i hver gruppe. Ren 12 (中脘 Zhongwan), ST 25 (天枢 Tianshu), ST 37 (上巨虚 Shangjuxu), SP 6 (三阴交 Sanyinjiao) osv. Blev udvalgt i tre grupper og også med udvælgelse af akupoint ifølge symptomer. Akupotomi-gruppen blev behandlet med akupotomi 40 mm i længde og 0,6 mm i diameter, elektro-akupunkturgruppen. De kliniske terapeutiske virkninger af tre grupper blev sammenlignet, såsom legemsvægt (BW), body mass index (BMI), fedme grad osv., Og blodlipid og fastende blodsukker (FBS) blev observeret. Den effektive hastighed på 91,4% (32/35) i acupotomygruppen var højere end 71,5% (25/35) i elektroacupunkturgruppen og 42,9% (15/35) af kropsakupunkturgruppen. Det var bedre resultater af fedme tegn og blodfedt og fastende blodsukker (FBS) af de tre grupper efter behandling for acupotomy gruppe. Akupotomi gruppe var også de bedre resultater af BW, BMI, fedme grad, bryst omkreds, talje omkreds, lår omkreds, midje-hofte forhold, total cholesterol efter behandlingen.

4.1.5 (3) Gua sha Terapi

Xiao Zhong (157) undersøgte skrabning i 30 gange med punkt BL 23 (肾俞 Shenshu) på bagsiden først, skraber derefter Ren 17 (膻中 Danzhong) på brystet, skraber de øvre og nedre dele af Ren 12 (中脘 Zhongwan), ST 25 (天枢 Tianshu), Ren 4 (关元 Guanyuan) på underlivet, skrabet SP 6 (三阴交 Sanyinjiao) på indersiden af underbenene, skraber endelig fra ST 36 (足 三 里 Zusanli) til ST 40 (丰隆 Fenglong). Det var effektivt resultat efter behandling.

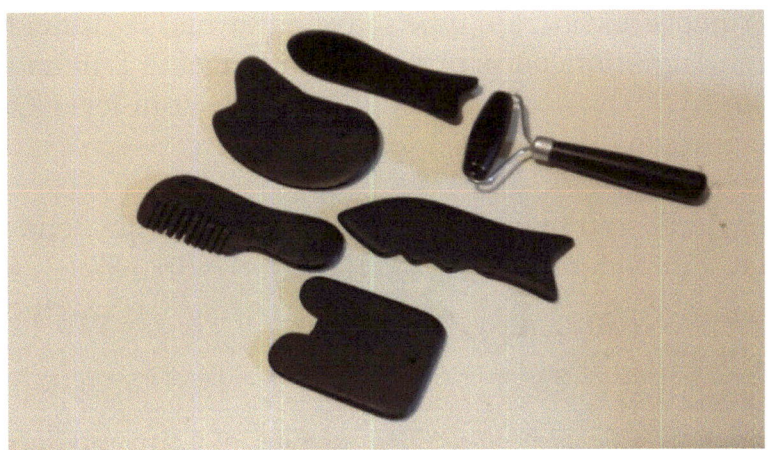

Gua Sha lavet fra Bianshi

4.1.6 Kombinationsbehandling
4.1.6 (1) Kropsakupunktur og ørebehandling

Wei Qunli & Liu Zhicheng (140) undersøgte på Nanjing TCM Universitetshospital de terapeutiske virkninger af Øreakupunktur, kropsakupunktur og den kombinerede anvendelse af de to til behandling af enkel fedme og 195 tilfælde af fedme blev opdelt i tre grupper, BA-gruppe (64 tilfælde), EA-gruppe (55 tilfælde) og BA + EA-gruppe (76 tilfælde). Blandt de 140 tilfælde (64 + 76), der modtog kropsakupunktur, blev 88 tilfælde differentieret som varmeoverskridende type mave og tarme, 34 tilfælde fugtstagnation på grund af miltmangel, 11 tilfælde som nyre Qi-insufficiens og 7 tilfælde som lever Qi-stagnation.

For dem, som mavetarm og tarm blev overskydende, blev der valgt LI 4 (合谷 Hegu), ST 36 (足 三 里 Zusanli), ST 37 (上巨虚 Shangjuxu) og ST 44 (内廷 Neiting).

For dem, der blev valgt Stagnation of Dampness på grund af miltmangelstype med ST 36 (足三里 Zusanli), ST 40 (丰隆 Fenglong), SP 6 (三阴 交 Sanyinjiao), SP 9 (阴 陵 泉 Yinlingquan), Ren 12 (中 脘 Zhongwan) og Ren 6 (气 海 Qihai).

For patienter, der var utilstrækkelige, nyre Qi udvalgt med BL 23 (肾俞 Shenshu), Ren 4 (关 元 Guanyuan), SJ 6 (支沟 Zhigou) og KI 6 (照 海 Zhaohai).

For dem med lever Qi stagnation blev udvalgt med BL 18 (肝俞 Ganshu), Liv 8 (曲泉 Ququan), GB 43 (侠溪 Xiaxi) og Liv 3 (太冲 Taichong). Nåle blev opbevaret i 30 minutter, og behandlingen blev givet en gang hver anden dag. Tolv gange var til behandling i det hele. For de 131 tilfælde (55 + 76), der fik Øreakupunktur, blev 85 tilfælde differentieret som maven og tarmens varmeoverskridende mønster, 31 tilfælde var fugtstagnation på grund af miltmangel, 9 tilfælde som utilstrækkelig nyre Qi og 6 tilfælde som lever Qi stagnation.

For dem, der var maven og tarmens varmeoverskud, fik øret point af sult, ende, lunge og shenmen. For dem, der var fugtstagnation på grund af miltmangel, fik øret punkter af milt, mave, endokrine og lunger. For dem, der var Nyren Qi utilstrækkelig, fik øret punkter af nyre, sanjiao, endokrine og lunge. For dem, der var lever Qi-stagnation, fik øret point lever, endokrine, lunge og shenmen.

Terapeutiske virkninger af kropsakupunktur og kropsakupunktur plus øreakupunktur var væsentligt bedre resultat end kun øreakupunkturbehandling. I sidste ende var den mest effektive kropsakupunktur kombineret med øreakupunkturbehandling.

4.1.6 (2) Kropsakupunktur og Moxibustion

Shi et al. (131) undersøgte den kliniske effekt af akupunktur-moxibustionsterapi på simpel fedme på grund af milt mangelfuld 68 tilfælde af simpel fedme hos def. syndromtyper, herunder intern fordampning på grund af milt def., Lung Q def., Spleen Qi def., Spleen Yang def., Kidney Yang def. blev tilfældigt sat til side i 2 grupper, som er behandlingsgruppe (36 tilfælde), som blev behandlet med varm nåle moxa, og kontrolgruppe (32 tilfælde), som blev behandlet med elektroakupunktur. Ren 12 (中脘 Zhongwan), Ren 9 (水分 Suifen), Ren 6 (气海 Qihai), Ren 3 (中级 Zhongji) og bilaterale ST 25 (天枢 Tianshu), ST 28 (水道 Suidao), P 6(内关 Neighuan), LI 4 (合谷 Hegu), SP10 (血海 Xuehai), ST 36 (足三里 Zusanli), ST 40 (丰隆 Fenglong), SP 6 (三阴交 Sanyinjiao) blev valgt som hovedpunkter i begge grupper.

SP 14 (腹结 Fujie), SP 9 (阴陵泉 Yinlingquan), SP 4 (公孙 Gongsun), BL 20 (脾俞 Pishu), BL21 (胃俞 Weishu) og BL24 (气海俞 Qihaishu) blev tilsat som supplerende acupoint af Dampness på grund af miltmangel.

Bilaterale LU 5 (尺泽 Chize), LU 7 (列 缺 Lieque), SP 9 (阴 陵 泉 Yinlingquan), BL 13 (肺俞 Feishu), BL 20 (脾 俞 Pishu), BL 43 (膏肓 俞 Gaohuangshu) for Lung og milt af Qi mangel.

Ren 4 (关 元 GuanYuan), Du 4 (命门 Mingmen) og bilaterale ST 29 (归来 Guilai), LI 10 (手 三 里 Shousanli), KI 3 (太 溪 Taixi), KI 7 (复 瘤 Fuliu), BL 20 (脾俞 Pishu), BL 23 (肾俞 Shenshu) blev tilsat for milt og nyre af Yang-mangel.

Elektroakupunkturapparatur var med kontinuerlig bølge og ved frekvens på 2 Hz ved intensiteten af stimulering inden for patientens tolerance og favorit.

Til opvarmningsnål blev moxibustion gjort på 3-4 par acupoint for hvert mønster Ren 6 (气 海 Qihai) og bilaterale ST 28 (水道 Shuidao), SP 9 (阴 陵 泉 Yinlingquan), SP 6 (三阴 交 Sanyinjiao) valgt til intern Damphed på grund af miltmangel;

Ren 9 (水分 Shuifen) og bilaterale LU 5 (尺 泽 Chize), ST 36 (足 三 里 Zusanli), SP 6 (三阴 交 Sanyinjiao) til lunge- og milt Qi-mangel;

Ren 9 (水分 Shuifen), Ren 4 (关 元 Guanyuan) og bilaterale KI 3 (太 溪 Taixi), ST 36 (足 三 里 Zusanli) for milt og nyre Yang mangel; To kegler af moxa-rulle med en længde på 1,5-2,0 cm blev indsat i nålehåndtaget og tændte det. Nålene blev bevaret i 30 minutter. Behandlingen blev udført hver anden dag og 15 gange bestået af et kursus. Efter et behandlingsforløb blev den terapeutiske virkning analyseret og indikeret, at vægttabsværdien af behandlingsgruppen klart var højere end den elektroakupunkturgruppe.

Det blev vist, at for behandling af enkel fedme på grund af miltmangel var ved opvarmning nål moxibustion metode har mere fordel end elektro akupunktur metode.

4.1.6 (3) Kropsakupunktur, Aurikulær behandling og Moving cupping

Bu TW et al. (128) observerede 80 tilfælde opdelt i 3 grupper.

Kropsakupunkturgruppen blev behandlet baseret på syndromet af mave- og tarmvarme, miltsvigt og stagnation af fugt og milt- og nyre Yangmangel.

Kropsakupunktur og aurikulær gruppe blev behandlet ved syndrombehandling af kropsakupunktur kombineret med aurikulært punkt.

Den tredje gruppe blev behandlet med kombination af kropsakupunktur, aurikulær og bevægelig cupping på Back-shu-punkter. Undersøgelsen var legemsvægt (BW), BMI, kropsfedt, blodlipid og for kliniske hovedsymptomer før og efter behandling. Som resultat var den effektiviteten 69,6% i kropsakupunkturgruppen, 76,0% var i kropsakupunktur og aurikulær gruppe og 90,6% i den kombinerede gruppe, som var kropsakupunktur, aurikulær og bevægelig kappegruppe med betydelig terapeutisk virkning.

4.1.6 (4) Kropsakupunktur med elektronisk anordning, moving cupping og catgut embedding

Shi Y et al. (126) observerede, 82 tilfælde af simpel fedme med overbelastning af mave og tarm der blev tilfældigt delt ind i gruppe A (40) og gruppe B (42). Kropsakupunktur med EA blev anvendt med punkt

Ren 12 (中 脘 Zhongwan), Ren 10 (下 脘 Xiawan) og Ren 6 (气 海 Qihai) i de to grupper. Catgut-indlejring og flytning af cupping ved kanalerne Ren, Du, SP, ST og BL blev tilsat i gruppe A. Gruppe B var kun kropsakupunktur med elektronisk anordning. Den terapeutiske effekt, hovedsymptomer, BW, BMI, midjeomkreds (WC), hofteomkreds (HC) og midjehøftrate (WHR) blev undersøgt. Da resultaterne af den samlede effektivitet var 90,0% i gruppe A og 78,6% i gruppe B. Gruppe A og B var signifikant forskellige i faldende BW, BMI, midjeomkreds, HC og hovedsymptomer mellem de to grupper.

Det er en bedre metode til behandling ved kombineret kropsakupunktur med elektronisk anordning, bevægelig (moving) cupping og catgut embedding, som kan øge terapeutisk effekt på simpel fedme i mave og tarm overskydende varme.

4.1.6 (5) Kropsakupunktur, elektroakupunktur kombineret med fotoelektrisk (laser) behandling Instrument

AI Bing-Wei et al. (155) observerede, 60 tilfælde af simpel fedme der blev tilfældigt opdelt i to grupper, 30 tilfælde i hver gruppe. Behandlingsgruppen var med fotoelektrisk behandlingsinstrument kombineret med akupunktur, og XS-998 elektro-akupunkturindretning blev anbragt på mavens bukets punkter sammen med laserpadsene på Ren 8 (神 阙 Shenque), Ren 9 (水分 Shuifen) eller fedtområdet, eller tæt på patientens leverområde. Kontrolgruppen blev kun behandlet med akupunktur, og deres symptomer, tegn og BMI før og efter behandlingen blev registreret i to grupper. Som følge heraf blev symptom, tegn og BMI signifikant forbedret i behandlingen sammenlignet med kontrolgruppen. Akupunktur kombineret med laserstråling på maven er den terapeutiske effekt på simpel fedme.

4.1.6 (6) Akupunktur kombineret med Cupping til behandling

Li Yanshuang et al. (110) observerede, 52 tilfælde af simpel fedme der blev tilfældigt opdelt i tre grupper. Som følge heraf var den samlede effektivitet sats 90,4% med akupunktur kombineret med cupping metode.

Lili Wang et al. (93) observerede, 50 tilfælde af simpel fedme der blev tilfældigt opdelt i to grupper, der var to mænd og 48 kvinder, alderen mellem 20 og 52 år, og varigheden var 6 måneder. Patienter havde især på mave og lårbehandling. Som følge heraf var den samlede effekt 47 tilfælde og andelen var 94%.

4.1.6 (7) Body akupunktur plus Tuina terapi

Shang Xiao-Li et al. (158) observerede, 98 tilfælde af simpel fedme, hvor patienterne blev tilfældigt opdelt i de to grupper og 60 tilfælde i gruppen blev behandlet med akupunkturbehandling plus Tuina, og 38 tilfælde i kontrolgruppen var med enkelt akupunkturbehandling. Som følge heraf var den effektiviteten 100% i behandlingsgruppen og 71,0% i kontrolgruppen.

Li Li-qiu et al. (159) observerede, 60 tilfælde af simpel fedme af mavetarms overdreven varmetype der blev tilfældigt opdelt i akupunktur plus Tuina-gruppe og en enkelt akupunkturgruppe, som henholdsvis 30 tilfælde. Som følge heraf var den samlede effektivitet i akupunktur plus Tuina-gruppen 90,0%, og simpel akupunkturgruppe var 73,3%.

4.1.6 (8) Kropsakupunktur plus massage

Xia Bo et al. (160) rapporterede, at Dr. Guan Zun-hui observerede 80 tilfælde af enkel fedme patienter, der blev randomiseret i to grupper, hvor 40 tilfælde blev behandlet ved akupunktur og massering af mave med salt og i en kontrolgruppe blev 40 tilfælde behandlet. Som følge heraf var den kliniske kureringsrate og markant effektiv rate i behandlingsgruppen signifikant højere i behandlingsgruppen end kontrolgruppen (P <0,01).

4.2 Progress in Mechanism Research
4.2.1 Det centrale nervesystems rolle

(1) Hjernebark, Amygdala forskning
Liu Zhicheng et al. (133) observerede, at kropsvægt, kropsfedt og monoaminindhold i amygdala i fedme-modellen af hanlige SD-rotter opnået ved fedtfattig kost blev observeret før og efter akupunktur. Som følge heraf var indholdet af tyrosin (Tyr), dopamin (DA) og noradrenalin (NA) lavere i kontrolgruppen end de normale, men indholdet af serotonin (5 HT) og 5 HT / 5 hydroxyindoeddikesyre (5 HIAA) var højere end de normale. Efter behandling ved akupunktur lykkedes det vægttab, mens niveauet af tyrosin (Tyr) og dopamin (DA) steg, og niveauet af serotonin (5 HT) og 5 HT / 5 hydroxyindoleddikesyre

(HIAA) faldt i amygdale af overvægtige rotter. Det har vist, at en god regulativ effekt af akupunktur på amygdale af overvægtige rotte er et vigtigt led i anti-fedme.

Cholecyctokinin-octapeptid (CCK-8) er en af hjerne-gut-peptiderne, der er bredt fordelt i neuroner i centralnervesystemet, især i hjernebark og hippocampus, og denne peptid er en neurotransmitter.

Liu Zhichen et al. (146) observerede, virkningerne af akupunktur på den neurokemiske informationsmasse i hjernebarken cerebral cortex af overvægtige rotter. Ændringen af kroppens masse, indeks, kropsfedt og indholdet af 5 hydroxytryptamin (5-HT), cholecystokinin (CCK) og vasoaktivt intestinalt polypeptid (VIP) i hjernebark hos de fede rotter blev observeret i de tre grupper før og efter akupunktur. Resultaterne viser, at i de fede rotter var indholdet af hydroxytryptamin (5-HT), colecystokinin (CCK) og VIP i cerebral cortex var lavere end normale rotter. Efter akupunkturbehandling blev kropsmasseindekset opnået, og indholdet af hydroxytryptamin (5-HT), cholecystokinin (CCK) og vasoaktivt intestinalt polypeptid (VIP) blev tydeligvis forøget i cerebrale cortex hos de fede rotter. Han observerede god regulering af akupunktur på indholdet af hydroxytryptamin (5-HT), cholecystokinin (CCK) og vasoaktivt intestinalt polypeptid (VIP) i hjernebark af organismen er muligvis en vigtig central mekanisme i akupunkturs anti-fedme.

(2) Hypothalamus-kerne forskning
Liu Zhicheng et al. (136) observerede effekten af akupunktur på fede rotter og de overvægtige parametre og ændringen af monoamin transmittere og aktiviteten af adenosintrifosfatase (ATP) i lateralhypothalamisk område (LHA) hos fede rotter. Resultaterne at var niveauet af noradrenalin (NA) i det laterale hypotalamiske område (LHA) af overvægtige rotter var højere end i den normale gruppe, men niveauet af serotonin (5-HT) og aktiviteten af ATPase i LHA af fede rotter var lavere end de normale rotter. Efter akupunkturbehandling opnåede de overvægtige rotter nedsat vægt, mens niveauet af noradrenalin (NA) i lateral hypothalamisk område (LHA) blev reduceret, og serotonin (5-HT) og aktivitet af ATPase blev forøget (P <0,05, P < 0,01).

Liu Zhicheng et al. (139) observerede også, spontane udledninger af nerveceller i ventromedial neukleus af hypothalamus (VNH) og niveauer af monoamin neurotransmittere i overvægtige rotter ved effektiv akupunkturbehandling. Resultatet var, at niveauet af tyrosin (Tyr) og dopamin (DA) blev reduceret, og niveauerne af 5-hydroxytryptamin (5-HT) og 5-hydroxyindoleddikesyre (5-HIAA) steg i ventromedialt neukleus af hypotalamus (VNH). Spontane udladninger af nerveceller i VNH sænkede spontane udladninger af nerveceller i VNH, og niveauerne af Tyr, DA, tryptamin og 5-HT / 5-HIAA steg, og 5-HT-niveauet blev reduceret i VNH-væv. God regulativ virkning af akupunktur på VNH er muligvis en af de vigtige faktorer for akupunktur i at reducere kropsvægt.

Zhao Mei et al. (135) studerede og viste, at effekten af akupunktur på fodercentret for hypothalamus hos fede rotter. Det blev brugt til optagelse af elektriske aktiviteter i enheds tid i sultens centrum af det laterale område af hypothalamus (LHA) og mætningscentret for ventromedialkernen af hypothalamus (VMH). Som resultat kan akupunktur reducere signifikant stimulering af LHA og øge frekvensen af elektrisk aktivitet i den ventromediale kerne af hypotalamus (VMH) og hæmme hyperorexi og reducere kaloriindtaget for at reducere fedtholdige. Så den regulerende virkning af akupunktur på de centrale kerner er at reducere fedtholdige akupunkturs hovedmekanismer.

Ma Cheng og Liu Zhicheng et al. (138) observerede, at ved ændring af gastrisk funktion induceret ved excitation af lateral hypothalamus (LHA, fodringscenter) ved behandling af akupunktur og undersøgelse af akupunkturens mekanisme for at hæmme overdreven appetit og reducere sult i overvægtige mennesker. EA ved ST 36 (足 三 里 Zusanli) eller ST 44 (内 廷 Neiting) hæmmer hyperaktivitet i maven induceret ved stimulering af LHA. Som følge heraf hæmmer elektroakupunktur på ST 36 (足 三 里 Zusanli) åbenlyst gastrisk hyperfunktion ved excitation af LHA. Således hæmmer elektroakupunkturvirkninger gennem gastrisk β-receptor, appetitten, lindrer sulten og reducerer kroppens vægt.

4.2.2 Det perifere nervesystems rolle

Liu Zhicheng et al. (145) observerede de overvægtige rotter niveauerne af central og perifer og spontane udladningsfrekvens af nervecelle i Arcuate-kerne (ARC) i hypothalamus af fede rotter blev observeret før og efter akupunktur. Som resultat blev det effektive vægttab opnået med akupunkturbehandling, mens niveauerne af serum leptin og insulin (INS) klart faldt, og niveauet af hypothalamus leptin og insulin (INS) og den spontane udladningsfrekvens af nervecelle i ARC af overvægtige rotter blev markant forøget. Akupunkturens gode reguleringsfunktion på leptin og insulin (INS) niveauerne af central og perifert og nervefunktionen af ARC var en af akupunkturens anti-fedme mekanismer.

4.2.3 Det endokrine system rolle

Sygdom i skjoldbruskkirtlen er oftest for at forårsage fedme, især unge. Richard Atkinson (107) observerede hos sine patienter, at deres vægtforøgelse samtidig med symptomer på hyperthyroidisme og med forhøjede skjoldbruskkirtelhormoniveauer og hæmmede skjoldbruskkirtelstimulerende hormon (TSH) niveauer. Sygdom i skjoldbruskkirtlen findes almindeligvis hos overvægtige patienter. glucocorticoid behandling er også almindelig form for endokrin fedme. Vægtforøgelse med begge glucocorticoidbehandlinger vil være stort område på ca. 25-50 kg vægttab. Vægtforøgelse af disse niveauer i naturen fremkommer i Cushing-sygdom, som er hypofyse-tumor eller Cushing-syndrom på grund af adrenal adenom. Insulinom er et andet sjældent tilfælde som forårsager endokrin fedme. Endokrine sygdomme er betingelser der kan behandles, så det væsentligt forbedrer vægttab for patienter.

Liu Zhicheng (147) observerede klinisk ved behandling af gastrointestinalt overskydende varmetype på 718 patienter med simpel fedme. Det har opnået effekten af vægttab ved akupunktur. Det har vist, at akupunktur havde en god regulerende effekt på funktionen af nerve- og endokrine, fordøjelses- og energimetabolisme.

4.2.4 Genekspressions niveauets rolle
Liu Zhicheng et al. (143) observerede, at effekten af akupunktur kan øge niveauet af hypothalamus leptin hos fede rotter. Resultaterne viser, at niveauet af leptin i serum efter akupunktur faldt, og niveauet af hypothalamus leptin steg i overvægtige rotter. Akupunkturens gode reguleringsfunktion på niveauerne af central og perifert og nervefunktionen

af ARC var en af akupunkturens anti-fedme mekanismer.

Yang Chun-Zhuang et al. (148) observerede, effekten af elektroakupunktur (EA) på serumleptinindholdet og udtrykket af leptinreceptor i hypothalamus hos enkle fedme-rotter. Som resultat kan elektroakupunktur (EA) sænke serumleptinniveauet og regulere ekspressionen af Leptin-receptor i hypothalamus hos fede rotter.

Liu Zhicheng et al. (151) undersøgte, virkningerne af akupunktur på ekspressionen af uncoupling protein 1 (UCP1) genet af brunt fedtvæv (BAT) hos fede rotter. Observationer af overvægtige rotter var før og efter akupunktur. Som resultat blev effekten af vægttab opnået ved akupunktur, og udtrykket af UCPI-gen af brunt fedtvæv (BAT) steg tydeligvis hos fede rotter. Årsagen til fedme er den unormale reduktion for UCPI-ekspression i fedmeorganisme, som er en vigtig cellulær og molekylær mekanisme i forbindelse med anti-fedme-effekt ved akupunktur.

4.2.5 Virkningen på Metabolisme

4.2.5 (1) Glukosemetabolisme

Liu. Zhicheng et al. (143) observerede, effekten af akupunktur på indholdet og blod-hjerne transport af leptin og insulin i overvægtige organismer. Som resultat kan akupunktur regulere på niveauer af hypothalamus og serum Leptin og Insulin, og dette er et vigtigt led i forbedringen af resistensen af leptin og insulin og regulerer abnorm metabolisme i overvægtige organismer.

Mehmet T Cabioglu et al. (132) undersøgte, virkningerne af elektroakupunktur (EA) på niveauer af seruminsulin, c-peptid og glukose hos overvægtige kvinder. Resultatet er, at elektroakupunktur (EA) er en effektiv metode til behandling af fedme, og det hjælper også serumglucoseniveauet til at falde gennem stigningen i seruminsulin og c-peptidniveauer.

4.2.5 (2) Funktionen af lipidmetabolisme

Gao Jian-zhi et al. (108) observerede, effekten af akupunktur på lipidmetabolisme i simpelt overvægtige rotte og undersøgte akupunkturmekanismen i vægtreduktion og tilvejebringelse af beviser. Som følge heraf tabte overvægtige rotter med akupunktur tydeligvis kroppens vægt og indeks. Ved behandling med akupunktur opnås den overvægtige rotte for at nedsætte niveauet af triglycerid (TG), totalt kolesterol (TC) og meget lavdensitetslipoprotein (VLDL) -ch og niveauet af HDL-ch. Akupunktur virker til at reducere nedbrydningen af lipid gennem tabet af energiindtag og mere lipid producerer energi for at opnå vægttab.

Liu Zhicheng et al. (149) observerede, virkningerne af lipidreducerende, og også nogle lipidforstyrrelser hos overvægtige patienter. Resultatet viste, at akupunkturbehandling reducerer lipid, kropsfedt, vægtindeks, triglycerid (TG), frie fedtsyrer (FFA), meget lavdensitetslipoprotein (VLDL) og totalt kolesterol (TC) signifikant og basal metabolisk hastighed (BMR) øgedes tydeligt efter behandlingen.

Cheng Ling et al (152) undersøgte, virkningerne og regulativfunktionen af akupunktur hos overvægtige patienter. Resultaterne viste, at akupunktur forbedrede parametrene i kropsfedt og regulerer unormal lipidmetabolisme hos overvægtige patienter.

Wang SJ et al. (163) observerede effekten af højfrekvent elektroakupunktur på lipidmetabolisme hos 51 fed rotter. Som følge heraf faldt serum triglycerid (TG), total cholesterol (TC), lipid-kolesterol (LDL-C), fedtvægt, fedtcelleareal, serumleptin og insulinniveauer signifikant ved elektroakupunktur. Højfrekvent EA kan effektivt forbedre abnorm lipidmetabolisme og reducere fedtopbygning hos fede rotter.

4.2.6 Fordøjelsesfunktionens rolle

Liu Zcheng et al. (147) undersøgte, virkningerne af akupunktur med mave-tarm overskudsvarme hos overvægtige patienter. Som følge heraf blev vægttab virkningerne opnået ved akupunktur. Akupunktur havde en god effekt på fordøjelsesfunktionen. Hans kliniske undersøgelse viste også, at salivardiastasen, serumpepsinogen, serumamylase og urin D-xylose niveauer hos dem med simpel fedme af mønsteret af overdreven varme i gastrointestin, hvilke indekser blev signifikant reduceret ved akupunkturbehandling, så akupunktur hæmmer overdreven gastrointestinal fordøjelse.

Afsnit 5 Klinisk Forskning

临床 研究

5.1 Case Selektion (kliniske data)

5.1.1 Diagnostiske kriterier i Vestlig medicin

WHO har udarbejdet handlingsplaner for den globale strategi for kost, fysisk aktivitet og sundhed i forbindelse med fedme.

Ifølge Verdenssundhedsorganisationen (WHO) er fedme klassificeret i klasse 3.

Tabel 1 WHO fedme klassificering med brug af BMI værdier

BMI	Klassifikation	BSMI (for asiater)	Risiko for comorbiditerer
<18,5	Undervægt	<18,5	Lav (men risiko for andre kliniske problemer øget)
18,5 - 24,9	Normalvægt	18,5 - 22,9	Gennemsnit
25,0 - 29,9	For overvægtige (overvægtige)	23,0 - 24,9	Forhøjet
30,0 - 34,9	Fedme klasse 1	25,0 - 29,9	Moderat
35,0 - 39,9	Fedsklasse	2 ≥30,0	Alvorlig
≥ 40,0	Fedme klasse 3		Meget alvorlig

Tabel 2 Midje omkreds (cm)

Comorbiditetsrisiko	Kvinder	Mænd
Over aktionsniveau 1	≥80	≥94
Over aktionsniveau 2	≥88	≥102

Klinisk er diagnosen fedme, at det tager sted at:

- Sygdomshistorie, fysisk undersøgelse og laboratorietest eksklusive sekundær fedme.
- BMI større end eller lig med 25 er overvægt og 30 er fedme ifølge WHO.
- Kropsvægtindeks (BMI): Et simpelt indeks for vægt-til-højde og bruges til at klassificere overvægt og fedme hos voksne.
- Standardvægt (kg) = (højde (cm) - 100) x 0,9
- Kropsfedt (F%): Total kropsfedtvægt / total kropsvægt (visceral eller subkutan aflejring af fedt).

5.1.2 TCM diagnostiske kriterier

Ifølge WHO var det yderligere diskussion om fedme, hvilken diagnose af simpel fedme og dens evalueringsstandard er som følger:

- Miltfugtighed type: fedme, ødem, træthed, kropsvægt vanskeligheder, oliguri, anoreksi, tynd puls, tynd fedtet tunge, rød farve.

- Gastrointestinal varmemønster: fedme, udspilethed, svimmelhed, sløvhed, tørst, nyd at drikke, glat puls, gul fedtet tunge.
- Lever Qi stagnationsmønster: fedme, smerter i brystet, fylde af epigastrisk, uregelmæssig menstruation, amenoré, søvnløshed, strengpuls, hvid fedtet tunge, mørk rød tunge.
- Miltmangel: fedme, træthed, svaghed, rygsmerter, impotens, føles kold, tynd og strengpuls, fedtet tunge og rød tunge.
- Yin mangelmønster: fedme, svimmelhed, hovedpine, ryg og knæsmerter, varm i kroppen, lav feber, hurtig og tynd puls, tynd og rød tunge.

5.2 Metode til behandling

Det blev opdelt to grupper ud af 60 personer i detaljer som følger:

1. Elektroakupunktur kombineret med læsergruppe var 30 personer.

2. Elektro-akupunkturgruppe var også 30 personer.

5.2.1 Elektroakupunktur kombineret med lasergruppebehandling

Hovedakupunkturpunkter:

ST 25 (天 枢 Tianshu), Ren 9 (水分 Shuifen), Ren 12 (中脘 Zhongwan), Ren 6 (气 海 Qihai), Ren 4 (关 元 Guanyuan), ST 28 (水道 Suidao), SP 14(腹結 Fujie), SP 15 (大 横 Daheng), GB 26 (带脉 Daimai), LI 4 (合谷 Hegu), LI 11 (曲 池 Quchi), SJ 6 (支沟 Zhigou), SP10 (血海 Xuehai), SP 11 (簒门 Jimen), ST 32 (伏兔 Futu), SP 6 (三阴 交 Sanyinjiao), ST 36 (足 三 里 Zusanli), ST 44 (内廷 Neiting), og SP 15 (大横 Daheng).

5.2.2 Elektroakupunkturgruppebehandling
Hoved- og dialektiske punkter, placering af punkter og driftsmetoder er de samme som elektroakupunktur kombineret med læsergruppe.

Funktionsmåde:
Den blev påført med steriliseret bomuld på hudens punkt i patientens krop. Nåle blev brugt steriliseret engangsbrug, og nålens størrelse var 0,30 x 40 mm Hua Tuo Brand. Det blev punkteret vinkelret ind i punktet hurtigt. Det blev anvendt forstærkning og reduktion metode for at patientens symptom og accept. Derefter blev den anbragt med elektroenhed XS-998, som blev produceret af Nanjing Komatsu Medical Research Institute på begge sider af punktet ST 25 (天 枢 Tianshu), ST 28 (水道 Shuidao), Ren 9

(水分 Shuifen), Ren 12 (中 脘 Zhongwan), SP 14 (腹 結 Fujie). Intensiteten af enhedens styrke var afhængig af patientens tolerance. Nål- og elektroakupunkturindretning forblev i 30 minutter for hver dag og 10 gange pr. Behandlingsforløb, intermitterende en dag til det næste behandlingsforløb. Samtidig med udførelse med elektroakupunktur blev der anvendt laserbehandling med lav effekt, udgangseffekt 5mw og bølge 650nn på området af lever.

Statistiske metoder

SPSS17.0 statistisk metode blev anvendt til datastatistik, herunder måling af personer og standardafvigelsen: før og efter behandling sammenlignet med testen, og data blev anvendt x^2-test.

Resultater

- **Patienternes status**

Tabel 1 Generel situation for patienter i hver gruppe

Gruppe	Antal tilfælde	Mand	Kvinde	BMI	Alder	VFA
Elektroakupunktur plus lasergruppe	30	6	24	31,23 ± 3,85	28,03 ± 6,40	94,00 ± 16,32

Elektroakupunkturgruppe	30	5	25	30,53 ± 2,96	33,17 ± 10,80	90,67 ± 18,56

Sammenligning af de to grupper i køn, BMI, alder, VFA og signifikant forskel i statistikken var (P> 0,05).

- **Ændring af indekset før og efter behandlingen**

Tabel 2. Elektro-akupunktur plus laserindikator ændringer før og efter behandling

Indeks	Før behandling	Efter behandling
Kropsvægt	87,90 ± 17,13	76,70 ± 14,39
Taljeomkreds	99,87 ± 10,54	91,17 ± 9,15
Hofte omkreds	110.10 ± 8.21	102.30 ± 7.15
Låromkreds	62,63 ± 4,82	58,93 ± 4,54
BMI (Body Mass Index)	31,00 ± 4,00	27,40 ± 3,42
FAT (Kropsfedtprocent)	36,64 ± 3,87	32,54 ± 3,75
VFA (visceralt fedt)	94,00 ± 16,32	75,67 ± 11,94

Sammenligning ved T-test: Før og efter af elektroakupunktur plus laserbehandling blev målt kropsvægt, talje, hofte, lårforhold, BMI, FAT og VFA. signifikant forskel i statistikken var (P <0,01).

90

Tabel 3 Elektro-akupunktur (EA) indikator ændringer før og efter behandling

Index	Before treatment	After treatment
Kropsvægt	82,17 ± 9,60	74,00 ± 8,57
Taljeomkreds	98,87 ± 8,14	92,33 ± 7,24
Hofte omkreds	109,60 ± 5,24	102,03 ± 4,85
Låromkreds	64,60 ± 3,71	60,77 ± 3,32
BMI (kropsmasseindeks)	30,20 ± 2,72	27,14 ± 2,51
FAT (Kropsfedtprocent)	36,86 ± 3,50	33,43 ± 3,24
VFA (visceralt fedt)	90,67 ± 18,56	78,67 ± 15,70

Sammenligning ved T-test: Før og efter alene elektro-akupunktur blev gruppen målt kropsvægt, talje, hofte, lårforhold, BMI, FAT og VFA. signifikant forskel i statistikken var (P <0,01).

Tabel 4 Ændringer indeks efter behandling

Index	Electro-akupunktur plus lasergruppe	EA-gruppe	Sandsynlighed (P) -værdi
Kropsvægt	11,20 ± 6,28	8,17 ± 2,53	0,017
Taljeomkreds	8.70 ± 2.97	6,53± 2.11	0.002
Hofte omkreds	7,80 ± 235	7,57 ± 1,57	0,653
Låromkreds	3,70 ± 1,99	3,83 ± 1,21	0,754
BMI (Body Mass Index)	3,60 ± 1,28	3,06 ± 0,93	0,067
FAT (Kropsfedtprocent	4,10 ± 1,15	3,43 ± 1,08	0,024
VFA (visceralt fedt)	18,33 ± 9,50	12,00 ± 4,84	0,002

Sammenligning ved T-test: Kropsvægt, FAT var signifikant nedsat og sandsynlighed (P <0,05). VFA blev vist meget signifikant forskel (P <0,01). To grupper af BMI, hofte og låromkreds blev reduceret, men det var ikke meget forskel i statistisk tal. Som følge heraf blev det vist, at elektroakupunktur kombineret med laser med reducerende kropsfedtrate (FAT), taljeomkreds og visceral fedt (VFA) var mere effektiv end EA-gruppen alene i simpel fedme.

Sammenligning af effekten af behandling i to grupper før og efter vægttab

Tabel 1 Sammenligning af effekt i to grupper af vægttab

Gruppe	Helbred else	Marka nt effekt ivt	Effek tiv	Mislyk ket	Total effekti v andels ats (%)
Elektroakupu nktur kombineret med læsergruppe	1	12	14	3	90,00
EA gruppe	1	5	21	3	90,00

Som et resultat viste ovenstående tabel 1, at fremgangsmåden med elektroakupunktur kombineret med lasergruppe tilsyneladende var mere effektiv end elektroakupunktur alene gruppe med hensyn til den terapeutiske effektivitets synspunkt, men sammenligning af total effektivitet var P> 0,05 og forskellen var ikke statistisk signifikant.

5.2.3 Punktvalg

I klinisk grad, når patienterne er differentieret i fedme, er det vist, at de har symptomer på overskydende varme i mave og tarm, fugt og slim af milt dysfunktion, miltemetabolisme og nyre, Qi stagnation og så videre. Derfor bør behandling være mave, milt og især milt dysfunktion er nøglen til patogenesen.

Det er derfor fire kanaler, der vælges til vægttab som mave, milt, blære og ren kanal. Det bruges vigtige punkter og tilføjes fra udvalgte point langs symptomerne. Når der er et bestemt sted for fedme, så er det brugt Ashi punkter.

Hovedsagelig ved at tage disse punkter for at justere den gastrointestinale absorption og metabolisme funktion, juster den endokrine, for at opnå lipid lavere og tabe sig.

5.2.4 Basispunkter

Som mange gamle velkendte læger i Kina var blevet opdaget og informeret skriftligt i de klassiske tekster, da fedme bør vedrøre milt, Qi, slim og fugt. Milt dysfunktion er nøglen til patogenesen af denne sygdom, såsom milten mistede cirkulationen i kroppen, stagnation og derefter producerer slim i kroppen, og så vil det opbygge i visceralt fedt og på huden for at være fedme. Derfor bør behandlingen ske til milt og mave ved at fokusere på specifikke punkter, der relaterer sig til dette område for at reducere kropsvægten.

Det kan altid bruges væsentlige punkter gruppe som ST 25 (天 枢 Tianshu), Ren 9 (水分 Shuifen), Ren 12 (中 脘 Zhongwan), Ren 6 (气 海 Qihai), Ren 4 (关 元 Guanyuan), ST 28 (水道 Shuidao), SP 14 (腹 結 Fujie), SP 15 (大 横 Daheng), GB 26 (带脉 Daimai), LI 4 (合谷 Hegu), LI 11 (曲 池 Quchi), SJ 6 (支沟 Zhigou), SP10 (血海 Xuehai), SP 11 (簒 门 Jimen), ST 32 (伏兔 Futu), SP 6 (三阴 交 Sanyinjiao), ST 36 (足三里 Zusanli), ST44 (内廷 Neiting), og SP15(大 横 Daheng) sammen med dialektiske punkter, hvis det er nødvendigt.
Ved hjælp af de overordnede kombinerede disse punkter hjælper det til miltfugtighed, slim, tarmorganer, fordøjelseskanalen, at udskille

fugtighed fra kroppen for at være glat Qi-cirkulation og justering i hele kroppen.

5.2.5 Dialektiske punkter

Enkel fedme har ofte klinisk kategoriseret fra at relatere de viscerale grunde.

I fedme er det vigtigt at være opmærksom på dysfunktionen af mave og tarme, milt, nyre og lever Qi, fordi de synes at være en slags sygdomsmekanisme. Milt er et vigtigt Zang-organ, og hvis det bliver dysfunktionel, vil vandet blive stagneret, og det forårsager endelig at få fugt og slim i kroppen. Lever Qi stagnation, der relaterer sig til de følelsesmæssige faktorer, og det ender endelig til nyredysfunktionen i vandmetabolisme.

I fedmebehandling, som der er relation til dysfunktionen, vil den patologiske mekanisme, mangel og stagnation således differentieres som følger;

(1) Mave og tarme Overdreven varme type

Manifestation; tung, overdreven appetit, kost, sød, fed, fedtet, salt, stegt, meget koldt vand. Modvilje mod varme, tør afføring, forstoppelse, tunge rød, gul belægning, puls metalagtig, glat, hurtig. Over 80% af overvægtige patienter har disse symptomer.

(2) Fugtig på grund af miltmangel
Manifestation; akkumulerende slim, miltfunktion er ikke god. Dårlig appetit, lethed, tyngde på grund af fugt, mave opspilethed, løs afføring, skarp urin, ødem i lemmer i nogle tilfælde, tunge krop bleg, hævet, øm, tunge belægning er tynd, fedtet, forskellige farver, puls er dyb, sovende puls.

(3) Lever Qi stagnation
Manifestation; tunge legeme, opspilethed, hypokondrieregion, følelsesmæssigt problem, depression, irritabilitet, søvnløshed, uregelmæssig menstruation (inklusive uregelmæssig cyklus, alternativ cyklus, længere, kortere, ingen menstruation, amenoré), farven er mørk, sort farve, tunge belægning er hvid, tynd belægning og fedtet. Pulsen er trådet og vild.

(4) milt og nyre Yang mangel
Manifestation; tungt legeme, Nyre mangel, tømmer ømhed, Yin og Yang Qi mangel, milt Yang mangel, ingen energi, svaghed, lethed, koldt, modvilje mod

kolde lemmer, ansigtsoppustethed, løs afføring, mave opspilethed, impotent, kold livmoder. Tunge belægning bleg, tynd, fedtet, stor og hævet, puls dybt, trådformet, svag.

(5) Lever og nyre Yin mangel
Manifestation; Svag krop, svimmelhed, sløret syn, fjernende hovedpine, lændesmerte (nyre mangel), varm følelse, feber om eftermiddagen (lav), tunge fladrød (spidsrød), lille belægning, fordi varme, tør uden fugt, puls er allerede tynd hurtig (varme inde), lidt metalagtig.

(1) Eliminere varme og fremme mave og tarme:
Først eliminerer og fjerner varmen og fremmer fordøjelsen.
Hånd og fod af Yangming meridian, det vil sige, mave og tarm punkter er mest velegnede til overvægtige personer, der har symptomer, såsom forstoppelse, sved, sult og gul urin og tunge. Punkter er LI-11 (曲 池 Quchi), LI-4 (合谷 Hegu), ST 21 (梁 门 Liangmen), ST 44 (内廷 Neiting).

De tre punkter som LI 4 (合谷 Hegu), som er Yuan-kildepunktet for styktarm, LI 11 (曲 池 Quchi) og ST 36 (足 三 里 Zusanli) er hovedpunkterne og ST 44 (内 廷 Neiting) som supplement. Disse tre punkter kan kraftigt reducere overskydende varme og fjerne brand af varme. Men ST 36 (足 三 里 Zusanli), som He-Sea punkt i maven og ST 44 (内廷 Neiting), som er vandpunkt i maven, er derfor disse tre punkter som hovedpunkt for patienten at hæmme appetitten og forbedre deres resistens af Insulin. Ma Cheng og Liu Zhicheng (138) observerede og viste tegn på elektroakupunktur hos ST 36 (足 三 里 Zusanli) eller ST 44 (内廷 Neiting) kunne hæmme hyperaktiviteten fra maven induceret ved stimulering af hypothalamusområdet (LHA). Ved at anvende en metode til elektroakupunktur på ST 36 (足 三 里 Zusanli) har en anticholinerg effekt via mavens β-receptor, hæmmer derfor appetitten, og så bliver patienterne gradvist ikke sultne, og kroppens vægt i fedme vil derfor blive reduceret. Cheng et al (152) observerede og viste beviser for ST 36 (足 三 里 Zusanli) kombination med de andre punkter forbedrede situationen for insulinresistens hos patienter med simpel fedme. ST 21 (梁 们 Liangmen) er et vigtigt punkt i fordøjelsen.

Det er altid at bruge punkter som ST 36 (足 三 里 Zusanli) og ST 37 (上 巨虚 Shangjuxu) og især når patienten har hovedsymptom på forstoppelse på grund af overskydende varme, kan den bruges ST 36 (足 三 里 Zusanli), ST 37 (上 巨 虚 Shangjuxu), som er lavere He-Sea punkt i tyktarm og kan også tilføje ST 39 (下 巨 虚 Xiajuxu), som er lavere He-Sea punkt i tyndtarmen for at køle ned varmen, og disse tre punkter er effektive for denne situation. Det kan også hæmme appetitten og fremme bevægelsen af fordøjelsen i mave og tarm. Hvis patienten føler sig tørst meget, er ST 34 (梁 丘 Liangqiu), som er Xi-spalt af mavekanalen.

(2) Regulerende funktion af mave og milt:

Mave og milt er den erhvervede essens. Milt er en af Zang-organerne til fremstilling af Qi og Blod ved dysfunktion af mave og milt undlader de at omdanne og transportere fødevarer og drikkevarer, og det forårsager endelig nedsætte mave Qi og øge i milt Qi. Det fører også til mangel på Qi og Blood. I disse tilfælde er ST 36 (足 三 里 Zusanli), SP 6 (三阴 交 Sanyinjiao) og ST 44 (内廷 Neiting) relateret til Mage og Miltmeridian, og foruden regulere Qi, Blood og Yin, Yang med forstærkning eller reduktion af metoder.

ST 37 (上 巨 虚 Shangjuxu), ST 39 (下 巨 虚 Xiajuxu) og BL 11 (大 杼 Dazhu) kan tilføjes til regulering af Qi og Blod. SP 10 (血海 Xuehai) og BL 17 (膈俞 Geshu) er til regulering af blod. ST 36 (足 三 里 Zusanli), Ren 6 (气 海 Qihai) og Ren 12 (中 脘 Zhongwan) kan tilføjes for at styrke Qi i tilfælde af mangel på Qi (Wei Qi), der stammer fra maven og stammer fra Qi af mad essens, og Wei Qi cirkulerer uden for kar. ST 25 (天 枢 Tianshu) kan også tilføjes. SP 6 (三阴 交 Sanyinjiao) kan behandles for diabetes II patienter i fedme, da SP 6 (三阴 交 Sanyinjiao) regulerer insulin udskillelse ordentligt og hæver niveauet af insulin i blodplasma. ST 29 (归来 Guilai) kan tilføjes for at regulere menstruation, hvis det er nødvendigt. ST 40 (丰隆 Fenglong), som er Luo-forbindelsespunkt, kan bruges til fugt og slimsymptom hos patienten.

(3) Nærer nyre Qi og gør glat vandstofskifte:

Ved mangel på nyre Q kommer det normalt fra svaghed i mave og milt, og det bliver til sidst dysfunktion af vandmetabolisme. I så fald er ST 36 (足 三 里 Zusanli) og SP 9 (阴 陵 泉 Yinlingquan) He-sea-punkter af maven og milt-meridianen. SP 9 (阴 陵 泉 Yinlingquan) er særligt godt punkt for ødem i tilfælde af symptomer på patienten. For at tonere nyre Qi, SJ 6 (支沟 Zhigou) og KI 6 (照 海 Zhaohai) vælges som tilføjelse. KI 3 (太 溪 Taixi) som kan virke for tør hals og varme i munden med spyt hvis patienten føler for tørst. Både KI 3 (太 溪 Taixi) og KI 6 (照 海 Zhaohai) er et godt punkt for Yin-mangel for patienten. Ren 4 (关 元 Guanyuan), BL 23 (肾俞 Shenshu) og BL 20 (脾俞 Pishu) kan tilføjes med forstærkningsmetode, hvor patienten føler sig lethed på grund af nyre Qi-mangel. SP 9 (阴 陵 泉 Yinlingquan) har funktion til at åbne og flytte vandpassagerne, og det er effektivt for enuresis for patienten i forbindelse med nyremangel.

(3) -1 Yang mangel i milt og nyre

Det kan bruges punkt BL 20 (脾俞 Pishu), BL 23 (肾 俞 Shenshu), Ren 4 (气 海 Qihai), SP 9 (阴 陵 泉 Yinlingquan).

(3) -2 Yin mangel i milt og nyre

Det kan bruges punkt BL 18 (肝 俞 Ganshu), BL 23 (肾俞 Shenshu), KI 3 (太 溪 Taixi) og KI 6 (照 海 Zhaohai).

(4) Berolige lever og regulere Qi:

Lever og hjerte kanal blev valgt som hovedpunkter. Liv 3 (太冲 Taichong), Liv 2 (行 间 Xingjian), GB 34 (阳 陵 泉 Yanglingquan) og BL 18 (肝 俞 Ganshu) blev valgt i dette tilfælde for at reducere ild og varme. GB 34 (阳 陵 泉 Yanglingquan) kan berolige lever og galdeblære. Hvis patienten har symptom på borborygmus eller regurgitation, så er BL 21 (胃 俞 Weishu), som er maven af Back-shu punkt, et godt punkt for patienten i overvægtige. Hvis patienten har symptomer på søvnløshed, kan HT 7 (神 门 Shenmen) tilføjes, og SP 6 (三阴 交 Sanyingjiao) kan bruges til enhver tid hos overvægtige patienter.

(4) -1 Alvorligt og tungt syndrom:

Hvis patienten viser, at syndromet er en alvorlig tilstand som forstoppelse, søvnløshed, mavesmerter og åndenød eller hjertebanken, kan den bruges som: Forstoppelse kan bruges punkter af SJ 6 (支沟 Zhigou) for at rydde varme og flytte afføring, ST 39 (下巨虚 Xiajuxu) på lavere He-Sea punkt, KI 6 (照海 Zhaohai) for at regulere lavere jiao og BL 57 (承山 Chengshan) for at kontrollere forstoppelse og afføring.

Søvnløshed kan bruges punkter af KI 6 (照海 Zhaohai) og BL 62 (申脉 Shenmai) for Yin og Yang balance. Den åndelige drejning siger, at blærekanalen går ind i hjernen og opdeles i yin og yang, således møder yin og yang på dette punkt.

Mave tilbageholdelse kan bruges punkter af BL 27 (小肠俞 Xiaochangshu) af Back-Shu-punktet af tyndtarmen, som regulerer tarmene og blæren og ST 39 (下巨虚 Xjujuxu) af det lavere He-Sea-punkt i tyndtarmen for at flytte tyndtarmen Qi og transformerer stagnation.

Åndenød eller palpitationssymptom kan bruges i HT 7 (神门 Shenmen) af Yuan-Source til beroligende sprit og regulere hjertet og P 6 (内关 Neiguan) af Luoforbindelsessted for at harmonisere brystet med agitation af hjertebanken.

(4) -2 Laserens effektivitet

Laser er som stimulering af traditionelle kinesiske akupunkturpunkter med lavintensiv laserbestråling. Denne terapeutiske brug af laser akupunktur er hurtigt blevet populær. Det styres af parametre som bølgelængde og af hudegenskaber som pigmentering og tykkelse. Dybden af laser energi transmission er en vigtig for at bestemme effekten. Laser akupunktur reducerer kalorieindhold, kropsvægt, BMI og visceral fedme. Laser akupunktur er infektionsfri, smertefri stimulation af akupunkturpunkter og fordele ved anvendelse på nålforbudte akupunkturpunkter, såsom på navlestreng, hvor der reguleres effekt på fedtstofskifte gennem påvirkning af blodcirkulationen i maveområdet. Mange raske voksne bruger effekten af laserakupunktur til fedtfjernelse og reducerer taljenomkredsen med det formål at tabe sig.

Afsnit 6 Resultater af denne undersøgelse

本 研究 結果

Resultatet viser, at sammenligningen af patientens effektivitet i de to grupper mellem elektroakupunktur kombineret med laser og elektroakupunktur. Total effektivitet var 90,00%, hvilket angav signifikant resultat med elektroakupunktur kombineret med laserbehandling, og forskellen var meget signifikant ved P <0,01. Således var det mest effektive ved elektroakupunktur kombineret med laser til behandling af enkel fedme. Resultaterne af de to grupper før og efter behandling som kropsvægt, kropsfedtrate (FAT) blev reduceret og ændret signifikant, og forskellen var signifikant ved P <0,05. Talje omkredsen og VFA faldt, og forskellen var signifikant ved P <0,01. BMI, hofte og låromkreds var nedsat, men der blev ikke vist statistisk signifikans. Det viste sig tilsyneladende, at effekten af elektroakupunktur kombineret med laser til at reducere kropsfedtrate, talomkreds og visceralt fedt var bedre end elektroakupunkturgruppen. Ved at analysere resultaterne viste det sig, at elektroakupunktur kombineret med laserbehandling kunne forbedre effektiviteten af akupunkturbehandling af simpel fedme, især forbedringen ved at reducere kropsvægt, talomkreds, kropsfedtfrekvens (FAT) og VFA, som viste sig at være bevist.

Det tyder på, at elektroakupunktur kombineret med laser er i stand til at behandle selv højt niveau af VFA, risiko for visceral, alvorlig mave fedme, og denne metode er meget bedre end elektroakupunkturbehandling.

Det er værdigt, og det er nødvendigt vigtig klinisk anvendelse til behandling af simpel fedme ved elektroakupunktur kombineret med laser.

6-1 Visceral fedt og risiko

Fedme, specielt visceral fedme er en global omfattende kendt for at være relateret til talrige patologiske tilstande, herunder metabolisk syndrom, diabetes, hypertension og hjerte-kar-sygdomme. Flere undersøgelser har vist, at fedme øger visceral fedtmasse, der er tæt forbundet med glucoseintolerans, hyperinsulinæmi, hypertriglyceridæmi og metabolisk syndrom. (49) Ved øget visceral adipositet forårsagede det risiko for nedsat glukosetolerance (IGT) uafhængig af andre fedt depot, insulinresistens og insulinsekretion. Kropsfedtfordeling er en vigtig rolle i insulin syndrom. Især visceral adipositet er nøglen til sygdommens insulinresistens, hyperinsulinæmi, dyslipidæmi, glucoseintolerance og hypertension. (20) Derfor er visceralt fedt en vigtig rolle i udviklingen til diabetes II. Forringet glukosetolerance er en stærk prædiktor for diabetes II, kardiovaskulære og diabetes komplikationer.

Det Internationale Diabetesforbund (IDF) indkaldte en workshop, der blev afholdt i maj 2004 i London, Storbritannien, og deltagere var bl.a. fra WHO og National kolesterol Education-programmet. Det blev understreget adiposity var den type, der oftest er forbundet med metabolske abnormiteter set med diabetes og hjerte-kar-sygdomme.

Enkel fedme skyldes fedtstofskifteforstyrrelser på grund af genkodning og endokrine dysfunktion af Lepton-forbindelse. Den fede mave og vægten af lever er påvirket af fedtfattig kost. Fedtfordeling af forholdet mellem taljeomkredsen og hofteomkredsen er en vigtig prognostisk indikator for forekomsten af metaboliske abnormiteter, diabetes II, hypertension, hjerte-kar-sygdomme, slagtilfælde og død, der afhænger af den øgede ophobning af intra-mave fedt. Disse omkredsforhold var relateret til mængden af intra-mave fedt og intra-mave fedtforhold til subkutant mave fedt.

Subkutant fedt er mindre responsivt end omental-fedtvæv til lipolytiske virkninger af epinephrin og norepinephrin og til den antilipolytiske virkning af insulin. Langvarig eksponering af leveren til høje koncentrationer af fedtsyrer resulterer i metabolisk lidelse.

Ved CT-scanning af fedtfordeling er fedtopsamlingen af fedmefed fedme mere dominerende i intra-abdominale hulrum end fedme under fedme. Intra-abdominal hulrum ledsages af sygdomme i glukose og lipidmetabolisme og hypertension. Det viste, at 90% af overvægtige patienter med iskæmisk hjertesygdom var forårsaget af indvinding af fedtfedt. Til kliniske og basale forsøg skal det betragtes som ældning, hormonets ubalance, overskridelse af saccharose og mangel på motion. Da akkumulering inden for mave fedt inducerer et højt indhold af frie fedtsyrer, der går direkte ind i leveren.

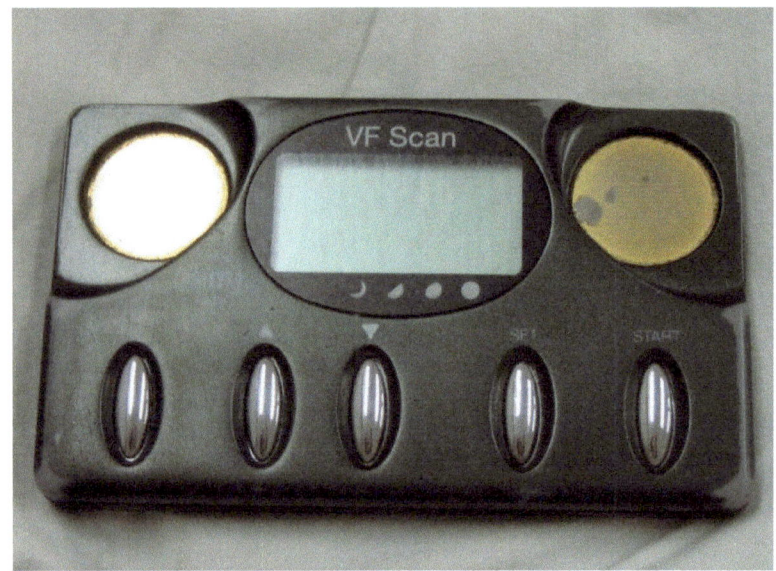

Visceral Fedt Scan

6-2 Fedme Behandling og udsigter

Det har betydelige virkninger i fedme ved fysisk træning af højintensiv træning, som f.eks. Cykling og jogging mv. For at henvise til den tidligere angivne og viste figur i aktivitet Pyramid, side 24. Det blev rapporteret, at kost plus motion som gåture 3- 4 gange om dagen var betydeligt effektivt vægttab. Gåture, dette kan være i sikker udført og nemmeste måde. For at evaluere virkningerne af gåture kombineret med kostterapi er 1000-1600 kcal / dag. Gåture skal være mindst 10.000 trin om dagen i daglig rutine. Undersøgelserne viste, at simpel overvægtige person reducerede vægtindekset, taljeomfanget, forholdet mellem taljenomkring, balder og ændret kropsholdning og plasma lipider, men også til forbedring af insulinfølsomhed ved motion.

Elektroakupunktur kombineret med laserbehandling, kostterapi og motionskription, herunder at gå i 10.000 trin i rutine hver dag, bør være effektivt til at reducere simpel fedme.

6-3 Diskussion og erfaring

Fedme er en almindelig, meget gammel gruppe af metaboliske syndromer. Når de indtagne kalorier er mere end forbruget, opbevares de ekstra kalorier i kroppen i form af fedt. Fedme vil gradvis blive udviklet, når det er mere end det fysiologiske krav og nået et bestemt niveau. Hidtil er ætiologien og patogenesen af simpel fedme endnu ikke meget klar. Ud fra den traditionelle kinesiske medicin tilhører den følgende aspekter: uregelmæssig kost, manglende motion, følelsesmæssige lidelser, senilitet, svaghed på grund af kronisk sygdom; Moderne medicin mener, at det primært omfatter genetiske faktorer, psykologiske faktorer, hormonfaktorer, livsstil og kostvaner mv.

Forståelsen af fedme fra TCM er allerede blevet registreret så tidligt som i Huangdi Neijing. "Deres skuldre og armhule er normalt brede, deres muskler er tynde, og huden er tyk og sort, deres læber er klumpede og tykke, deres blod er sort og grumset, Qi i deres krop strømmer ujævnt og langsomt. Denne slags mennesker har en tendens til at arbejde sig frem og er også generøse for andre. "Den fedtede type er karakteriseret ved overflod af Qi og hudløshed. Derfor er deres mave muskler løs, og deres mave hænger ned. Den muskulære type er kendetegnet ved kroppens store kapacitet. Den fedtede type er kendetegnet ved lille krop ... Så en person af fedtet type er præget af løse mave, muskler og hængende mave; en person af muskulær type er markeret med stor kapacitet af både øvre og nedre dele af kroppen; en person af fedttype er præget af overdreven fed og lille krop. "(åndeligt midtpunkt) Det er den tidligste optenelse om fedme klassificering. TCM mente, at fedme hovedsageligt var forårsaget af indre akkumulering af fedt og slimfugt på grund af manglende transport og transformation af miltens essens i milten og maven. Det siges af Li Dongyuan, at "Når både milten og maven virker ordentligt, vil man være stærk og med god appetit. Mens både milten og maven er i dysfunktion, vil man være tynd og uden appetit eller spise mindre, men fedt med svage lemmer. "

Derfor er det terapeutiske princip at opfriskende milten for at løse slim, eliminere fedt og nedstamme det uklare. Acupunkter af miltmeridianen og mavemeridianen anvendes almindeligvis, fordi lidelser i de store og små tarmkanaler kan tilskrives maven.

Påfør ST25 (天俞 Tianshu) for at dræbe og koordinere tarmene, regulere Qi og fremme tarmbevægelser, ST36 (足三里 Zusanli) for at undertrykke appetit og Ren12 (中脘 Zhongwan) for at forfriskne milten og maven, regulere strømmen af Qi , øge klarhed og nedsætte uklarhed i kombination med SP6 (三阴交 Sanyinjiao) for at fremme transport og transformation af milten og maven, eliminere uklar væske, reguler menstruation og varm den nedre del, SP10 (血海 Xuehai) for at aktivere blodcirkulationen, Ren6 (气海 Qihai) for at regulere og tonere Qi, Ren9 (水分 Shuifen) for at styrke milten og maven og eliminere fugt, KI3 (太溪 Taixi) for at tonere nyre Qi, fjerne mangelvarme, Liv3 (太冲 Taichong) at berolige leveren og regulere Qi og ST44 (内庭 Neiting) for at rydde mave ild og mudder. Den fælles anvendelse af alle disse akupoint er at koordinere mave og tarme, undertrykke appetit og fremme metabolisme.

Det er generelt antaget, at højfrekvent kondensbølge ofte bruges til at lindre smerte, rolige sind og lette muskel- og kramper ved at afslappe nervesystemet; brugen af lavfrekvent kondensation-fortynding bølge er at fremkalde sammentrækning og øge muskel- og ligamentspændingen; brugen af kondensations-fortynding bølge er at fremme metabolisme og Qi og blodcirkulation, øge ernæring af væv og lindre inflammatorisk ødem. Det blev rapporteret i litteraturen, at frekvensen på 2Hz var mere effektiv end den på 100Hz. Det har vist sig, at frekvensen på 2Hz er effektiv til at reducere vægten, mens frekvensen på 100Hz reducerer blodfedt. Så det er værd at eksperimentere med 2 / 100Hz vekslende tilstand for at supplere hver metode. Denne forskning anvendte kondensations-fortynding bølge elektrisk stimulering på mave akupoint for at styrke nålefølelse og opnå kontinuerlig stimulation og dermed fremme gastrointestinal peristaltik og fedtstofskifte.

1 Virkninger af elektroakupunktur

Elektroakupunktur (EA), der kombinerer traditionel akupunktur og moderne videnskab, er blevet anvendt i vid udstrækning og har opnået bekræftede virkninger klinisk. højfrekvent kondensbølge bruges ofte til at lindre smerte, berolige sind og lette muskel- og kramper ved at af slappe nervesystemet; brugen af lavfrekvent-fortyndings er at fremkalde sammentrækning og øge muskel- og ligamentspændingen; brugen af kondensations-fortyndings bølge er til for at fremme metabolisme og Qi og blodcirkulation, øge ernæring af væv og lindre inflammatorisk ødem. De fleste patienter med simpel fedme med tyk mave fedt er dårligt følsomme for akupunktur. EA kan styrke nålens følsomhed. Ved at anvende alternativ tilstand på tre frekvenser opnår vi løbende stimulering af mave akupoint og undgår tolerance og fremmer dermed gastrointestinal peristaltisk og fedtstofskifte. således at mere fedt kan bruges til energiforsyning og vægttab kan opnås. Denne metode er signifikant effektiv hos centrale overvægtige patienter med stor taljeomkreds.

2 Effekt af laser akupunktur

Sammenlignet med traditionel akupunkturbehandling udmærkede laserakupunkturen sig ved at være sikker uden skade, ingen brudt nål under behandling og aseptisk manipulation, hvilket giver patienterne ingen smerte og besvimelse, og det er også nemt at manipulere. Begge metoder virker på kroppen gennem meridianerne og kollaterale.

Under behandling, inden for patientens tolerance, anvendte vi lav-effekt-laser på REN 8 (神 阙 Shenque), leverområdet og lokale dele af højkropsfedt på kondensations-fortyndingsbølge ved bølgelængden 650 nm og under laseren udgangseffekt på 5mw. Ved at gøre dette kan ikke kun maven og tarmene koordineres, men også den særlige penetrerende effekt af laser kan virke på dybere subkutane væv, der påvirker cellemembranens gennemtrængelighed og enzymaktivitet, hvilket fremmer kroppens metabolisme og stimulerer blodcirkulationen ved at forårsage blodkar i dybe væv til dilatere, hvilket vil accelerere nedbrydning af fedt og reducere også subkutant fedt og visceralt fedt. Så i denne undersøgelse fandt vi, at laser-elektro akupunktur kan opnå et bedre resultat for at reducere FAT, VFA og taljenomkreds end elektroakupunktur.

3. Konklusion

Ved at kombinere teorien om TCM (traditionel kinesisk medicin) og moderne forskning af enkle fedme patienter med visceralt fedt er effekten af sammenligning mellem elektroakupunktur alene og elektroakupunktur med laserbehandling;

(1) Elektroakupunktur og elektroakupunktur kombineret med laserbehandling af simpel fedme er den mest effektive måde at tabe sig på, hvilket er ikke-toksisk, enkel metode, ingen bivirkninger, sikker, effektiv behandling, pålidelig og billig.

(2) Patogen fedme er generelt relateret til viscerale årsager, som er fugt, slim, milt, lever Qi stagnation, nyre metabolisme og mavevarme, Yin og Yang, Qi og blodproblemer.

(3) Elektroakupunktur kombineret med laserbehandling for simpel fedme til reduktion af taljenomkredsen, visceralt fedt, BMI og fedtrate er bedre metode end elektroakupunktur alene behandling.

Afsnit 7 Vægttab ved behandling med akupunktur 减肥 针 炎

7.1 Fedme

Fedme vedrører at spise for meget (kost) og funktion af mave og milt.

Fedme forårsager ofte slagtilfælde og diabetes.
Fedme er forårsaget af overspisning, trøstespisning, følelsesmæssig, fedtophopning i mave, milt og slim.

Liv + KI Qi går ned, og Ki Qi og SP funktionen udledes.

Resultat-Patogent
1. Liv-Qi stagnation + ST (fordøjelse) + SP canal årsag til Slim
2. Slim + Fugt
3. Status: Varme

Behandlingsmetode
Når det bliver for meget, vil ST og SP være svag. Reducer derfor ST-kanalen og tonificer milten. (ST kanal (fod) brug.

(1) Standardvægt: Beregnes for
Standardvægt: (højde-100) x 0,9

(2) BMI (Body Mass Index): Beregnes for fedme grad.
(kg / m2) Kropsvægt / højde2

(3) BMI grad
• Mild: 25-30%
• Mellem: 30-40%
• Alvorlig: mere end 40%

7.1.1 Metode til måling

• Når patienten får måling, skal den bruges i samme skala.

• Patienten skal bruge den samme tøj, når han / hun får måling.

• Det kan tages et forløb vil være 15 behandlinger.

• Patienten skal være afslappet for at kunne måle.

• Patienten skal tage tøj af.

• Klinikken skal bruge båndet til måling.

• Brystmåling: på brystvorten.

• Talje måling: på navle.

• Hip line: måle højeste linje.

• Mål lyske

• Mål læg

• Mål armlinie: gennem L.I.11 (曲 池)

• Skriv klinisk journal.

• Se efter sammenligning af "før og nu"

• Skriv komplikationer i journalen.

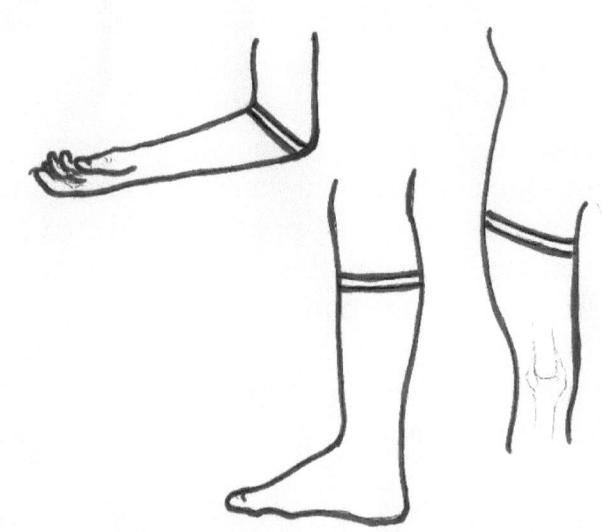

Mål arm og ben linje

7.1.2 Forbindelseskanal til vægttab

(1) ST channel, SP channel, BL channel og Ren channel.

(2) Tilføj punkt: Yin Heel channel og Yang Heel channel.

• Yin Heel channel starter fra KI 6 (照 海).

• Yang Heel channel starter fra BL 62 (申 脈).

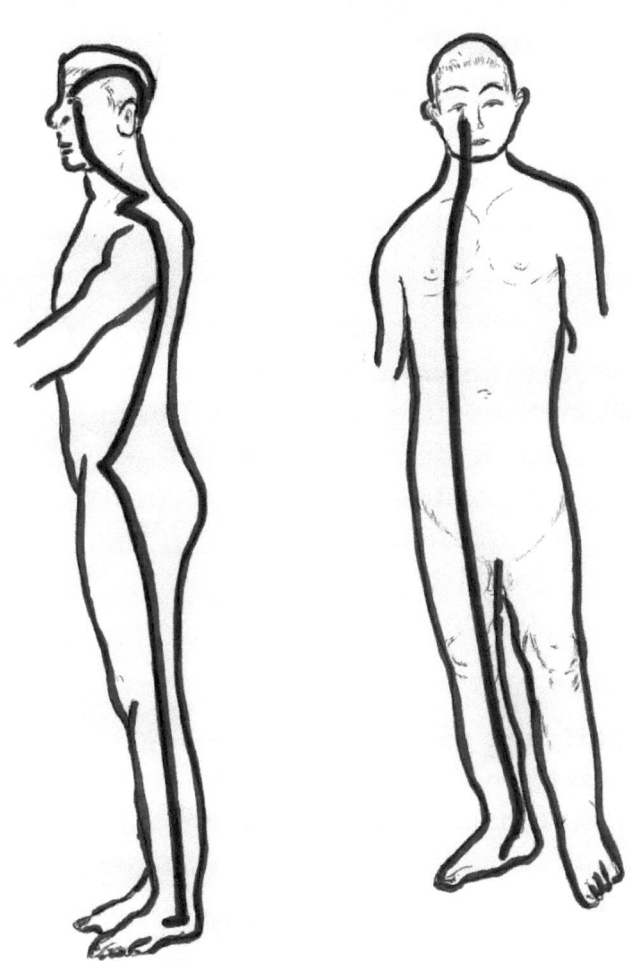

The Yang Heel channel   The Yin Heel channel

7.1.3 Syndrom

Fedme omfatter generelt fem syndrom er.

1. Overdreven varme i ST og LI
2. Fugtighed på grund af SP-mangel
3. Qi stagnation af Liv
4. Yang mangel på SP + KI
5. Yin-mangel på Liv + KI

1. Overdreven varme i ST og LI

Manifestation: tung, stor / overdreven appetit, kost er sød, fed, fedtet, salt, stegt, meget vand (koldt). Ubehag ved varme, afføring, forstoppelse.

Tunge: rød, gul belægning

Pulse: metalagtig, glat, hurtig.

Mere end 80% af patienter er denne type.

2. Fugtighed på grund af SP-mangel

Akkumulerende slim, SP funktion er ikke god (transport mad + vand), dårlig appetit, træthed (Qi + blodtab), tyngde på grund af fugt, mave udspilethed, løs afføring (indeholder vand), meget lidt urin, ødem i lemmer nogle tilfælde).

Tunge krop: lys farve, forstørret (opsvulmet) og øm.

Tunge belægning: tynd, fedtet og forskellige farver.

Puls: dyb, tråd (tynd) glat puls.

3. Qi stagnation af LIV

Kraftig krop, opspilethed, fylde af hypokondrie region, følelsesmæssigt problem depression, irritabilitet, søvnløshed.

Menstruation: uregelmæssig cyklus, alterneret cyklus, længere, kortere og ingen menstruation, amenoréfarve er frisk rød, tykkelse, klæbrig, blodpropper.

Tunge belægning: hvid, tynd og fedtet belægning.

Pulse: tråd, vildt.

4. Yang mangel på SP + KI

Kraftig krop, KI-mangel, lænde ømhed, Yang Qi og Yin Qi mangel, SP Yang-mangel (træthed, svaghed, ingen energi), koldt, modvilje mod kulde, ansigtsoppustethed, løs afføring, mave opspilethed, impotent, kold livmoder

Tunge belægning: bleg, tynd fedtet, stor (hævet)

Pulse: dyb, trådformet, svag.

5. Yin-mangel i Liv og KI

Kraftig krop, svimmelhed (hoved), sløret syn, afvigende hovedpine, lænde ømhed fra KI-mangel, varm sensation fra Yin-mangel, lav feber om eftermiddagen.

Tunge: flad rød (tip rød) (angiv varme), tør uden fugt

Puls: Trådformet, tynd, hurtig (tegn på varme inde i kroppen), lidt metalagtig.

7.1.4 Channelpunkt for behandling
Fedme generelt tale er valgt fire kanaler som er:
- ST channel
- SP (ben) channel
- Ren channel
- BL channel

Udvælgelsespunkt:
1. Syndrom udvælgelse
2. Vælg punkt langs channel fra fire.
3. Vælg punkt ifølge symptom.
4. Vælg lokalt / regionalt punkt.

Vigtigt punkt:
- Ren 12 (中脘 Zhongwan)
- ST 25 (天枢 Tianshu)
- Ren 9 (水分 Shuifen)
- ST36 (足三里 Zusanli)
- SP 6 (三阴交 Sanyinjiao)
- ST 37 (上巨虚 Shangjuxu)

ST 37 (上 巨 虛 Shangjuxu) er lavere He-sea punkt i tyktarm, og punktet for Sea of Blood.

7.2 Patientsyndrom Mønster

Som det tidligere er beskrevet, er der fem mønstre.

1. Eliminer varme, fremme ST + LI
2. Fugtighed SP-mangel
3. Qi Liv stagnation
4. Yang mangel SP + KI
5. Yin mangel

1. Eliminer varme, fremme ST + LI

- LI-11 (曲 池 Quchi)
- LI-4 (合谷 Hegu)
- ST-21 (梁 门 Liangmen)
- ST-44 (内 庭 Neiting)

ST21 (梁 门 Liangmen) er et vigtigt punkt i fordøjelsen. ST-44 (内 庭 Neiting) er vandpunktet i mavekanalen, eliminerer varme og begrænser appetitten. Ryd varme og fremme fordøjelsen.

2. Fugtighed SP-mangel

- ST-40 (豐隆 Fenglong)
- SP-9 (陰陵泉 Yinglingquan)
- Ren-6 (气海 Qihai)
- ST-29 (帰来 Guilai)

SP-9 (陰陵泉 Yinglingquan) kan tonificere fugtig. ST-29 (帰来 Guilai) kan regulere menstruation.

3. Qi Liv stagnation

- BL-18 (肝俞 Ganshu)
- Liv-2 (行间 Xingjian)
- Liv-3 (太冲 Taichong)
- GB-34 (陽陵泉 Yanglingquan)

Disse fire punkter kan reducere brand og varme. GB-34 (陽陵泉 Yanglingquan) er He-Sea punkt of Gall Bladder og kan helbrede lidelse af sener og rydder Liv Qi.

4. Yang mangel SP + KI

- BL-20 (脾俞 Pishu)

- BL-23 (肾俞 Senshu)
- Ren-4 (關元 Guanyuan)
- SP-9 (陰陵泉 Yinglingquan)

Ren-4 (關元 Guanyuan) er Front MU-punkt i tyndtarmen og mødepunkt med undfangelseskanal med SP, Liv og KI.

5. Yin mangel
- BL-18 (肝俞 Ganshu)
- BL-23 (肾俞 Senshu)
- KI-3 (太溪 Taixi)
- KI-6 (照海 Zhaohai)

KI-3 (太溪 Taixi) er Yuan kilde til nyrekanal.

7.2.1 Patient Svært Syndrom

1. Forstoppelse
2. søvnproblem
3. Mave opspilethed
4. Åndenød og hjertebanken

1. Forstoppelse
- SJ-6 (支溝 Zhigou)
- ST-39 (下 巨 虚 Xiajyushu)
- KI-6 (照 海 Zhaohai)
- BL-57 (承山 Chengshan)

SJ-6 (支溝 Zhigou) kan hjælpe med at sætte gang i afføring. ST-39 (下 巨 虚 Xiajyushu) er Nedre He-Sea punkt af tyndtarmen og punktet af Sea of Blood. Som Yin-mangel bliver afføringen tør, dette punkt vil bidrage til at forsyne vandet med at skubbe båden. BL-57 (承 山 Chengshan) er forstoppelsespunkt og hjælper afføring.

2. Søvn problem
- KI-6 (照 海 Zhaohai)
- BL-62 (申 脈 Shenmai)

Mere Yin end Yang. KI-6 (照 海 Zhaohai) kan reducere Yin, og BL-62 (申 脈 Shenmai) kan tonificere Yang.

3. Mave opspilethed
- BL-27 (小肠 俞 Xiaochangshu)

- ST-39 (下 巨 俞 Xiajushu)

Bl-27 (小肠 俞 Xiaocangshu) er Back Shu punkt med tyndtarmen og ST-39 (下巨俞 Xiajushu) er nedre He-sea punkt med tyndtarmen.

4. Åndenød og hjertebanken
- HT-7 (神 门 Shenmen)
- P-6 (内 關 Neiguan)

Referencer 参考文献

1.   Yung-Ting Chuang, Tzong-Shiun Li, Tze-Yi Lin, Chih-Jung Hsu1. An unusual complication related to acupuncture point catgut embedding treatment of obesity, Acupunct Med December 2011; Vol 29 No 4.

2.   Wen-Long Hu, Chih-Hao Chang, Yu-Chiang Hung. Clinical observations on laser acupuncture in simple obesity, Diabetes, Obesity and Metabolism, Blackwell Publishing Ltd, 12: 2010; 553–554.

3.   G.Litscher.The application of bioengineering of acupuncture to the treatment of diabetes, insulin resistance and obesity. 2010; 12: 553–554.

4.   Jingke Guo, Yue Chen, Bin Yuan, Shutao Liu, Pingfan Rao. Effects of Intracellular Superoxide Removal at Acupoints with TAT-SOD on Obesity, Free Radical Biology & Medicine, 51, 2011; 2185–2189.

5.   Y. Sui, H. L. Zhao, V. C. W. Wong, N. Brown, X. L. Li, A. K. L. Kwan, H. L. W. Hui, E. T. C.

Ziea and J. C. N. Chan. A systematic review on use of Chinese medicine and acupuncture for treatment of obesity. Obesity Reviews, 2012.

6.   Fei Wanga, De Run Tiana,b,, Patrick Tsoc, Ji Sheng Hana. Arcuate nucleus of hypothalamus is involved in mediating the satiety effect of electroacupuncture in obese rats, Peptides 32 (2011) 2394–2399.

7.   Japan Society for the Study of Obesity. New Criteria for "Obesity Disease" in Japan, Circulation Journal 2002; 66: 987 –992.

8.   Naoko Horie, Hideaki Komiya, Yutaka Mori and Naoko Tajima. New Body Mass Index Criteria of Central Obesity for Male Japanese, Tohoku J. Exp. Med., 2006; 208,83-86.

10.   JM Lacey, AM Tershakovec and GD Foster. Acupuncture for the treatment of obesity: A review of the Evidence, Nature Publishing Group, International Journal of Obesity 2003; 27, 419–427.

11.   Rita Romani, Gianna Evelina De Medio, Simona di Tullio,Rosa Lapalombella, Irene Pirisinu, Vittoria Margonato,   Arsenio Veicsteinas, Marina Marini,   and   Gabriella   Rosi.   Modulation   of

paraoxonase 1 and 3 expression after moderate exercise training in the rat, the American Society for Biochemistry and Molecular Biology, Inc. Journal of Lipid Research, 2009; Vol. 50.

12.   Takayoshi Suganami, Junko Nishida, Yoshihiro Ogawa. A Paracrine Loop Between Adipocytes and Macrophages Aggravates Inflammatory Changes Role of Free Fatty Acids and Tumor Necrosis Factor, Journal of American Heart Association, Arterioscler Thromb Vasc Biol 2005; 25: 2062-2068.

13.   Jean-Pierre Despre, Isabelle Lemieux, Jean Bergeron, Philippe Pibarot, Patrick Mathieu, Eric Larose, Josep Rode´s-Cabau, Olivier F. Bertrand, Paul Poirier. Abdominal Obesity and the Metabolic Syndrome: Contribution to Global Cardiometabolic Risk, Journal of American Heart Association, Arterioscler Thrombosis, Vascular Biology, 2008; 28:1039-1049.

14.   Satya P. Kalra. Appetite and Body Weight Regulation: Minireview Is It All in the Brain, Neuron, 1997; Vol. 19, 227–230.

15.   George A Bray and Barry M Popkin. Dietary fat intake does affect obesity, American Society for Clinical Nutrition, 1998; 68: 1157–73.

16.	Kristina M. Utzschneider, Darcy B. Carr, Rebecca L. Hull, Keiichi Kodama, Jane B. Shofer, Barbara M. Retzlaff, Robert H. Knopp, and Steven E. Kahn1. Impact of Intra-Abdominal Fat and Age on Insulin Sensitivity and BCell Function, American Diabetes Association Diabetes, 2004, VOL.53.

17.	Satoshi Nishimura, Ichiro Manabe, Mika Nagasaki, Kinya Seo, Hiroshi Yamashita, Yumiko Hosoya, Mitsuru Ohsugi, Kazuyuki Tobe, Takashi Kadowaki, Ryozo Nagai, and Seiryo Sugiura. In vivo imaging in mice reveals local cell dynamics and inflammation in obese adipose tissue, The Journal of Clinical Investigation, Research article, 2008; Vol. 118, 2.

18.	Fida A Bacha, Rola Saad, Neslihan Gungor, Janine Janosky, and Silva A Arslanian. Obesity, Regional Fat Distribution, and Syndrome X in Obese Black Versus White Adolescents: Race Differential in Diabetogenic and Atherogenic Risk Factors, The Journal of Clinical Endocrinology & Metabolism, The Endocrine Society, 2003; 88(6): 2534–2540.

19.	Bernardo Lernardo Leo Wajchenberg. Subcutaneous and Visceral Adipose Tissue: Their

Relation to the Metabolic Syndrome, Endocrine Reviews,The Endocrine Society, 2000; 21(6): 697–738.

20.   Tomoshige Hayashi, Edward J Boyko. Donna L Leonetti, Marguerite J. Mcneely, Laura Newell-Morris, Steven E. Kahn, Wilfred Y Fujimoto. Visceral Adiposity and the Risk of Impaired Glucose Tolerance, Epidemiology Health Services Psychosocial Research, Diabetes Care, 2003; Vol. 26, 3.

21.   Tomoshige Hayashi, Edward J. Boyko. Donna L. Leonetti, Marguerite J. McNeely, Laura Newell-Morris, Steven E. Kahn, and Wilfred Y. Fujimoto. Visceral Adiposity Is an Independent Predictor of Incident Hypertension in Japanese Americans, Ann Intern Med. 2004; 140, 992-1000.

22.   Jennifer L. Kuk, Peter T. Katzmarzyk. Milton Z. Nichaman, Timothy S. Church, Steven N. Blair, and Robert Ross, Visceral Fat is an Independent Predictor of All-cause Mortality in Men, Obesity, 2006; Vol. 14, 2.

23.   M Labib. The investigation and management of obesity, J Clin Pathol, 2003; 56: 17-25.

24.   lHj Bourne. Economic Aspects of Tender Spot Injection Therapy, Acupuncture Med; 1996; 14,116-120.

25.		Mini P. Sajan, Mary L. Standaert, Sonali Nimal, Usha Varanasi,Tina Pastoor, Stephen Mastorides, Ursula Braun, Michael Leitges, and Robert V. Farese1. The critical role of atypical protein kinase C in activating hepatic SREBP-1c and NFkB in obesity, Journal of Lipid Research, 2009; Vol.50.

26.		A Apostolopoulos, M Karavis. Overeating: Treatment of Obesity and Anxiety by Auricular Acupuncture, an Analysis of 800 cases, Acupunct Med; 1996; 14, 116-1.

27.		Takemasa Shiraishi, Mariko Onoe, Taka-Aki Kojima, Teruo Kageyama, Shoichi Sawatsugawa, Kohji Sakurai, Hironobu Yoshimatsu and Toshiie Sakata. Effects of Bilateral Auricular Acupuncture Stimulation on Body Weight in Healthy Volunteers and Mildly Obese Patients, Experimental Biology and Medicine 2003; 228:1201-1207.

28.		Martin S. Mok, Lawrence N. Parker, Sandra Voina, and George A Bray. Treatment of Obesity by Acupuncture, The American Journal of Clinical Nutrition 29, 1976; 832-835.

29.		Tuomo Rankinen, Aamir Zuberi, Yvon C. Chagnon, S. John Weisnagel,George Argyropoulos,Brandon Walts, Louis Pe´russe, and

Claude Bouchard. The Human Obesity Gene Map: The 2005 Update Obesity, 2006; Vol. 14, No. 4.

31.   F Contaldo, M Mancini and L A Reed. Liver and Obesity, Gut, 1985; 26, 1096.

32.   Luigie.Adinolfi, Michele Gambardella, Augusto Andreana, Marie-franc, Oise Tripodi, Riccardo Utili, and Giuseppe Ruggiero. Steatosis Accelerates the Progression of Liver Damage of Chronic Hepatitis C Patients and Correlates with Specific HCV Genotype and Visceral Obesity, the American Association for the Study of Liver Diseases, Hepatology, 2001; Vol. 33, 6.

33.   Ryo Suzuki, Kazuyuki Tobe, Masashi Aoyama, Atsushi Inoue, Kentaro Sakamoto, Toshimasa Yamauchi, Junji Kamon, Naoto Kubota, Yasuo Terauchi,Hironobu Yoshimatsu, Munehide Matsuhisa, Shoichiro Nagasaka, Hitomi Ogata,Kumpei Tokuyama, Ryozo Nagai, and Takashi Kadowaki. Both Insulin Signaling Defects in the Liver and Obesity Contribute to Insulin Resistance and Cause Diabetes in Irs2 Mice, The Journal of Biological Chemistry, The American Society for Biochemistry and Molecular Biology, Inc. 2004; Vol. 279, 24, 25039–25049.

34.	A. Colin Bell, Keyou Ge, and Barry M. Popkin. the Road to Obesity or the Path to Prevention: Motorized Transportation and Obesity in China, Obesity Research, 2002; Vol. 10, 4.

35.	Parvez Hossain, Bisher Kawar, and Meguid El Nahas. Obesity and Diabetes in the Developing World – A Growing Challenge, The New England Journal of Medicine, 2007; 356; 3.

36.	Bin Xui, Zen-Pin Lin, Ling-Ling Wang, Lawrence W. Lan, Jaung-Geng Lin, Tsung-Jung Ho. Effects of Electroacupuncture on Obese rats' weight reduction, School of Chinese Medicine, College of Chinese Medicine, China Medical University, Taiwan.

37.	Tsutomu Shimada, Tomoko Akase, Mitsutaka Kosugi, and Masaki Aburada. Preventive Effect of Boiogito on Metabolic Disorders in the TSOD Mouse, a Model of Spontaneous Obese Type II Diabetes Mellitus, Hindawi Publishing Corporation, Evidence-Based Complementary and Alternative Medicine, 2011, ID 93173, 1-8.

38.	Jun-ichi Yamakawa, Junji Moriya, Takashi Takahashi, Atsushi Ishige, Yoshiharu Motoo, Fumihiko Yoshizaki and Tsugiyasu Kanda. A Kampo

Medicine, Boi-ogi-to, Inhibits Obesity in Ovariectomized Rats, CAM 2010; 7(1)87–95.

39.   Mehmet Tuğrul Cabıoğlu, Neyhan Ergene. Changes in Serum Leptin and Beta Endorphin Levels with Weight Loss by Electroacupuncture and Diet Restriction in Obesity Treatment, The American Journal of Chinese Medicine, 2006; Vol. 34, No. 1, 1–11.

40.   Takemasa Shiraishi, Mariko Onoe, Takaaki Kojima, Teruo Kageyama, Shoichi Sawatsugawa, Kohji Sakurai, Hironobu Yoshimatsu, and Toshie Sakata. Effects of Bilateral Auricular Acupuncture Stimulation on Body Weight in Healthy Volunteers and Mildly Obese Patients, Experimental Biology and Medicine 2003; 228:1201-1207.

41.   Chizuko Hioki and Makoto Arai. Bofutsushosan use for Obesity with IGT: search for scientific basis and development of effective therapy with Kampo medicine, J. Trad. Med., 2007; 24, 115-127.

42.   C-H Hsu, K-C Hwang, C-L Chao, J-G Lin, S-T Kao and P Chou. Effects of electroacupuncture in reducing weight and waist circumference in obese women: a randomized, International Journal of Obesity 2005; 29, 1379–1384.

43.   Xiao-Guang Liu, Juan Zhang, Jian-Liang Lu, Timon Cheng-Yi Liu.   Laser Acupuncture Reduces Body Fat in Obese Female Undergraduate Students, the Science and Technology Planning Foundation of Guangdong Province, China (2011B031600006) and National Natural Science Laboratory of Laser Sports Medicine, South China Normal University, Guangzhou.

44.   Wei   Shougang   and   Xie   Xincai. Acupuncture for the Treatment of Simple Obesity: Basic and Clinical Aspects, Beijing Natural Science Foundation   (No.   7112014),   Capital   Medical University, China.

45.   Huijuan   Cao,   Mei   Han,   Xun   Li, Shangjuan Dong, Yongmei Shang, Qian Wang, Shu Xu, Jianping Liu.   Clinical research evidence of cupping therapy in China: a systematic literature review,   BMC   Complementary   and   Alternative Medicine, 2010; 10:70.

46.   Mei Chen, Shi Xiaoyang, Xu Bin, Guyi Huang, Dong Qin, Xu Lanfeng , Li Kaiping Zhang Jianbin, Mu Yanyun.   Clinical   observation   of acupuncture therapy of simple obesity, Clinical Study of Treating Simple Obesity with Acupotomy, Chinese Acupuncture 2011; 31 (6) 539-542.

47.   Issues for DSM-V: Should Obesity Be Included as a Brain Disorder? Am J Psychiatry 2007; 164:5.

48.   Is Obesity a Mental Health Issue? MediLexicon International Ltd., 2004.

49.   Britt G. Gabrielsson, Jenny M. Johansson, Malin Lo¨nn, Margareta Jernås,Torsten Olbers,Markku Peltonen, Ingrid Larsson,Lars Lo¨nn, Lars Sjo¨stro¨m, Bjo¨rn Carlsson,and Lena M.S. Carlsson. High Expression of Complement Components in Omental Adipose Tissue in Obese Men, Obesity Research, 2003; Vol. 11 No.6.

50.   Schwartz, Michael W.; Woods, Stephen C; Porte, Daniel Jr; Seeley, Randy J.; Baskin, Denis G. Central nervous system control of food intake, Ovid: Schwartz: Nature, Volume 404(6778), 2000; 661-671.

51.   Daniel Porte, Denis G. Baskin, and Michael W. Schwartz. Leptin and Insulin Action in the Central Nervous System, Nutrition Reviews, Vol. 60, No. 10, 2002; (II)S20–S29.

53.   P. Pottie, N. Presle, B. Terlain, P. Netter, D. Mainard, F. Berenbaum. Obesity and

osteoarthritis: more complex than predicted, Ann Rheum Dis 2006; 65:1403–1405.

54.   Elena Losina, Rochelle P. Walensky, William M. Reichmann, Holly L. Holt, Hanna Gerlovin, Daniel H. Solomon, Joanne M. Jordan,David J. Hunter, Lisa G. Suter, Alexander M. Weinstein, A. David Paltiel, and Jeffrey N. Katz. Impact of Obesity and Knee Osteoarthritis on Morbidity and Mortality in Older Americans, Ann Intern Med. 2011;154:217-226.

55.   Natalia Danilovich, P. Sureshbabu, Weirong Xing, Maria Gerdes, Hanumanthappa Krishnamurthy and M. Ramam Sairam, Estrogen Eficiency. Obesity, and Skeletal Abnormalities in Follicle-Stimulating Hormone Receptor Knockout (FORKO) Female Mice, The Endocrine Society, Endo 2000; Vol. 141, 11.

56.   Christopher L. Amling, Robert H. Riffenburgh, Leon Sun, Judd W. Moul, Raymond S. Lance,Leo Kusuda, Wade J. Sexton, Douglas W. Soderdahl, Timothy F. Donahue, John P. Foley,Andrew K. Chung, and David G. McLeod. Pathologic Variables and Recurrence Rates as Related to Obesity and Race in Men with Prostate

Cancer Undergoing Radical Prostatectomy, Journal of Clinical Oncology, 2004; Vol. 22, 3.

57.   Qian Gao, Michael J. Wolfgang, Susanne Neschen, Katsutaro Morino, Tamas L. Horvath, Gerald I. Shulman, and Xin-Yuan Fu. Disruption of neural signal transducer and activator of transcription 3 causes obesity, diabetes, infertility, and thermal dysregulation, The National Academy of Sciences of the USA, 2004; vol. 101,13, 4661–4666.

58.   Meir J Stampfer, K Malcolm Malclure, Graham A Colditz, JoAnn E Manson, and Walter C Willette. Risk of Symptomatic Gallstones in Women with Severe Obesity, Am J Clin Nutr 1992; 55:652-8.

59.   Song-Hae Bok, Myung-Hee Kim, Eun Eai Kim, Mung-Sook Chok, Surk-Sik Moon, Kyu-Tae Chang. Powder or extracts of plant leaves with anti-obesity effects and anti-obesity food comprising them, United States Patent Application Publication, US 2005/0003026 A, 2005.

60.   Xu Bin and Liu Zhi-chen. Chinese-English Edition of Acupuncture for Weight Loss, Shanghai Scientific and Technical Publishers, 2007.

61.   Ai Bing-Wei, Wang Qi-Cai. Acupuncture and Moxibution for Obesity, 2010, ISBN 978-7-117-13340-1.

62.   JG Karam, SI McFarlane. Diabetes, Metabolic Syndrome and Obesity: Targets and Therapy, Dove Press journal: 2010; 3 95–112.

63.   George Binh Lenon, Kang Xiao Li, Yung-Hsien Chang, AngelaWeihong Yang, Clifford Da Costa, Chun Guang Li, Marc Cohen, NeilMann, and Charlie C. L. Xue. Efficacy and Safety of a Chinese Herbal Medicine Formula (RCM-104) in theManagement of Simple Obesity: A Randomized, Placebo-Controlled Clinical Trial, Hindawi Publishing Corporation, Evidence-Based Complementary and Alternative Medicine, 2012; Article ID 435702, 11 pages

64.   Li-Wei Chien, Miao-Hsiang Lin, Hsueh-Yu Chung, and Chi-Feng Liu. Transcutaneous Electrical Stimulation of Acupoints Changes Body Composition and Heart Rate Variability in PostmenopausalWomen with Obesity, Hindawi Publishing Corporation, Evidence-Based Complementary and Alternative Medicine 2011; Article ID 862121, 7 pages.

65. Erin LeBlanc, Elizabeth O'Connor, Evelyn P. Whitlock, Carrie Patnode, Tanya Kapka. Screening for and Management of Obesity and Overweight in Adults, AHRQ Publication No. 11-05159-EF-1; 2011.

66. Rong-Tsung Lin, Chung-Yuh Tzeng, Yu-Chen Lee, Wai-Jane Ho, Juei-Tang Cheng, Jaung-Geng Lin6 and Shih-Liang Chang. Acute effect of electroacupuncture at the Zusanli acupoints on decreasing insulin resistance as shown by lowering plasma free fatty acid levels in steroid-background male rats, BMC Complementary and Alternative Medicine 2009; 9:26.

67. John Zhang, Nelson Marquina, George Oxinos, Amy Saud, Derek Ngd. Effect of laser acupoint treatment on blood pressure and body weight—a pilot study, Journal of Chiropractic Medicine, 2008; 7, 134–139.

68. Evrim B. Turkbey, Robyn L. McClelland, Richard A. Kronmal, Gregory L. Burke, Diane E. Bild, Russell P. Tracy, Andrew E. Arai, João A. C. Lima, and David A. Bluemke. The Impact of Obesity on the Left Ventricle: The Multi-Ethnic Study of Atherosclerosis (MESA), JACC Cardiovasc Imaging; 2010; 3(3): 266–274.

69. Ahmed Elmarakby, and John D. Imig. Obesity is the Major Contributor to Vascular Dysfunction and Inflammation in High Fat Diet Hypertensive Rats, Clin Sci (Lond). 2010; 118(4): 291–301.

70. Emily L.Gilbert and Michael J. Ryan. High Dietary Fat Promotes Visceral Obesity and Impaired Endothelial Function in Female Mice with Systemic Lupus Erythematosus, Gend Med. 2011; 8(2): 150–155.

71. Kazunari Kaneko, Takahisa Kimata, Shoji Tsuji, Kazumi Shiraishi, Kuniaki Yamauchi, Mutsumi Murakami, Teruo Kitagawa. Impact of obesity on childhood Kidney, Pediatric Reports 2011; vol. 3: e27.

72. Andrew S. Bomback Philip J. Klemmer. Interaction of Aldosterone and Extracellular Volume in the Pathogenesis of Obesity-Associated Kidney Disease: A Narrative Review, Am J Nephrol 2009;30, 140–146.

73. Nicole Vogelzangs, Stephen B Kritchevsky, Aartjan TF Beekman, Gretchen A Brenes, Anne B Newman, Suzanne Satterfield, Kristine Yaffe, Tamara B Harris, and Brenda WJH Penninx. Obesity and Onset of Significant

Depressive symptoms: Results from a community-based cohort of older men and women, J Clin Psychiatry. 2010; 71(4): 391–399.

74.   Pathmaja Paramsothy, Robert Knopp, Alain G. Bertoni, Michael Y. Tsai, Tessa Rue, and Susan R. Heckbert. Combined Hyperlipidemia in relation to Race/Ethnicity, Obesity, and Insulin Resistance in the Multi-Ethnic Study of Atherosclerosis (MESA), Metabolism. 2009; 58(2): 212–219.

75.   Taryn P Stewart, Hyoung Yon Kim, Arnold M Saxton, Jung Han Kim. Genetic and genomic analysis of hyperlipidemia, obesity and diabetes using (C57BL/6J TALLYHO/JngJ) F2 mice, Stewart et al. BMC Genomics 2010; 11:713.

76.   Li Tang, Masaru Kubota, Ayako Nagai, Kimiyo Mamemoto, Masakuni Tokuda. Hyperuricemia in obese children and adolescents: the relationship with metabolic syndrome, Pediatric Reports 2010; Vol. 2: e12.

77.   Tomoyuki Akiyama, Masato Yoneda, Masahiko Inamori, Hiroshi Iida, Hiroki Endo, Kunihiro Hosono, Kyoko Yoneda, Koji Fujita, Tomoko Koide, Chikako Tokoro, Hirokazu Takahashi, Ayumu Goto, Yasunobu Abe, Hiroyuki Kirikoshi,

Noritoshi Kobayashi, Kensuke Kubota, Satoru Saito and Atsushi Nakajima. Visceral obesity and the risk of Barrett's esophagus in Japanese Patients with non-alcoholic fatty liver disease, BMC Gastroenterology 2009; 9:56.

78.   SC Larsson,1 and A Wolk. Obesity and the risk of gallbladder cancer: a meta-analysis, British Journal of Cancer 2007; 96, 1457–1461.

79.   Jean-Louis Frossard, Pierre Lescuyer, Catherine M Pastor. Experimental evidence of obesity as a risk factor for severe acute pancreatitis, World J Gastroenterol 2009; 15(42): 5260-5265.

80.   Christopher Zammit, Helen Liddicoat, Ian Moonsie, Himender Makker. Obesity and respiratory diseases, International Journal of General Medicine 2010; 3 335–343.

81.   Alan R. Schwartz, Susheel P. Patil, Samuel Squier, Hartmut Schneider, Jason P. Kirkness, and Philip L. Smith. Obesity and upper airway control during sleep, Appl Physiol. 2010; 108(2): 430–435.

82.   Peter Mancuso. Obesity and lung inflammation, J Appl Physiol. 2010; 108(3): 722–728.

83.   Antonios   Stavropoulos-Kalinoglou, Giorgos S Metsios, Yiannis Koutedakis, Alan M Nevill, Karen M Douglas, Athanasios Jamurtas, Jet J C S Veldhuijzen van Zanten, Mourad Labib, and George D Kitas.   Redefining overweight and obesity in rheumatoid arthritis patients, Ann Rheum Dis 2007;66:1316–1321.

84.   Luigi Manni, Thomas Lundeberg, Agneta Holmäng, Luigi Aloe and Elisabet Stener-Victorin. Effect of electro-acupuncture on ovarian expression of (1)- and (2)-adrenoceptors, and p75 neurotrophin receptors in rats with steroid-induced polycystic ovaries, Reproductive Biology and Endocrinology 2005; 3:21.

85.   Antonio Macciò and Clelia Madeddu. Obesity, Inflammation, and Postmenopausal Breast Cancer: Therapeutic   Implications, TheScientificWorld Journal, 2011; 11, 2020–2036.

86.   Mattew W. Gillman, Helena Oakey, Peter A. Baghurst, Roberte E. Volkmer, Jeffrey S. Robinson Franzcog, Caroline A. Crowther Franzcog. Effect of Treatment of Gestational Diabetes Mellitus on Obesity in the Next Generation, Diabetes Care 2010; 33:964–968.

87.	Suparna Rajan, Marguerite J. McNeely, Catherine Warms; Barry Goldstein. Clinical Assessment and Management of Obesity in Individuals with Spinal Cord Injury: A Review, J Spinal Cord Med. 2008; 31(4): 361–372.

88.	Fengxia Liang, Rui Chen, Atsushi Nakagawa, Makoto Nishizawa, Shinichi Tsuda,Hua Wang, and Daisuke Koya. Low-Frequency Electroacupuncture Improves Insulin Sensitivity in Obese Diabetic Mice through Activation of SIRT1/PGC-1α in Skeletal Muscle, Evidence-Based Complementary and Alternative Medicine, 2011; Article ID 735297, 9 pages.

89.	Xavier Pi-Sunyer. The Medical Risks of Obesity, Postgrad Med., 2009; 121(6): 21–33.

90.	Hamid Abdi, Baixiao Zhao, Mahsa Darbandi, Majid Ghayour-Mobarhan, Shima Tavallaie,Amir Ali Rahsepar, Seyyed Mohammad Reza Parizadeh, Mohammad Safariyan, Mohsen Nemati, MaryamMohammadi, Parisa Abbasi-Parizad,Sara Darbandi, Saeed Akhlaghi,and Gordon A. A. Ferns. The Effects of Body Acupuncture on Obesity, Anthropometric Parameters, Lipid Profile, and Inflammatory and ImmunologicMarkers, The

ScientificWorld Journal 2012; Article ID 603539, 11 pages.

91.   Ying Sun and Jiande Chen. Intestinal Electric Stimulation Decreases Fat Absorption in Rats:Therapeutic Potential for Obesity, Obes Res. 2004; 12(8): 1235–1242.

92.   Katsuhiko Kohara, Masayuki Ochi, Yasuharu Tabara, Tokihisa Nagai, Michiya Igase, Tetsuro Miki. Leptin in Sarcopenic Visceral Obesity: Possible Link between Adipocytes and Myocytes, PLoS ONE, 2011; Vol. 6 Issue 9, e24633.

93.   Lili Wang. Acupuncture and Cupping therapy Thigh Obese 50 cases of analysis, Chinese Journal Misdiagn, 2008; Vol. 8, 28.

94.   A D Woolf, F C Breedveld, T K Kvien. Controlling the obesity epidemic is important for maintaining musculoskeletal health, Ann Rheum Dis 2006; 65:1401–1402.

95.   Ruth S.M. Chan and Jean Woo. Prevention of Overweight and Obesity: How Effective is the Current Public Health Approach, Int. J. Environ. Res. Public Health 2010; 7, 765-783.

96.	Xian-juan Kong, Lei Gao, Hao Peng, Xian Shi. Effects of electro-acupuncture on expression of obestatin in hypothalamus of rats with simple obesity, Journal of Chinese Integrative Medicine, 2010; Vol. 8, 5, 480-485.

97.	Kotha Subbaramaiah, Louise R. Howe, Priya Bhardwaj, Baoheng Du, Claudia Gravaghi, Rhonda K. Yantiss, Xi Kathy Zhou, Victoria A. Blaho, Timothy Hla, Peiying Yang, Levy Kopelovich, Clifford A Hudis, and Andrew J. Dannenberg. Obesity is associated with inflammation and elevated aromatase expression in the mouse mammary gland, Cancer Prev Res (Phila), 2011; 4(3):329-346.

98.	Nathalie M A van Emmerik, Carry M Renders, Marije van de Veer, et al. High Cardiovascular risk in severely obese young children and adolescents, Arch Dis Child 2012; 97: pages 818-821.

99.	S-H Cho, J-S Lee, L Thabane, J Lee. Acupuncture for obesity: a systematic review and meta-analysis, International Journal of Obesity 2009; 33, 183–196.

100.	Bonnie J. Brehm, David A. D'Alessio. Environmental Factors Influencing Obesity, Endotext.com, 2010; chapter 7.

101.   C-F Liu. Electro-acupuncture as an adjunct treatment for obesity, Royal Pharmaceutical Society of Great Britain, 2010; Vol. 15, 128–129.

102.   Engin Can (Enqin Zhang). Obesity, www.suntenglobal.com, 2012.

103.   S-H Cho, J-S Lee, L Thabane and J Lee. Acupuncture for Obesity: a systematic review and meta-analysis, International Journal of Obesity, 2009; 33, 183-196.

104.   W.P.T.James The Epidemiology of Obesity: the Size of the Problem, Blackwell Publishing Ltd., Journal of Internal Medicine, 2008; 263: 336-352.

105.   Tyehao Lu. TCM and Weight Management, Acupuncture Today, www.acupuncturetoday.com, 2010.

106.   Osama Hamdy, George T Griffing. Obesity, www.emedicine.medcape.com/article/123702-overview, 2012.

107.   Richard L. Atkinson. Etiologies of Obesity, The Management of Eating Disorders and Obesity, 2005; 105-118.

108.   Gao Jian-zhi, Hou Hui-fang, LI Yan, et al. Effect of acupuncture on Lipid Metabolism in Simple Obese Rat, Journal of Xinxiang Medical College 5, 2006; 005.

109.   Nicolas Stettler, Theo M. Signer and Paolo M. Suter. Electronic Games and Environmental Factors associated with Childhood Obesity in Switzerland, Obesity Research, 2004; Vol.12, 6.

110.   Li Yanshuang, Li Xiaogeng. Acupuncture combined with Cupping for treatment of 52 cases of Simple Obesity, Harbin Medical Journal 3, 2011; 041.

111.   P Kopelman. Health Risks associated with Overweight and Obesity, Obesity Review, 2007; 8 (suppl.1) 13-17.

112.   Aviva Must, Jennifer Spadano, Eugenie H. Coakley, Alison E.Field, Graham Colditz, William H. Dietz. The Disease Burden Associated with Overweight and Obesity, JAMA, 1999; Vol. 282, No.16.

113.   Aus Tariq Ali, Nigel John Crowther. Health Risks associated with Obesity, JEMDSA, 2005; Vol. 10, No.2.

116.   Edward D Mun, George L. Blackburn, and Jeffrey B. Matthews. Current Status of Medical and Surgical Therapy for Obesity, Gastroenterology, 2001; 0120: 669-681.

117.   Kunio Yamanouchi, Takashi Shinozaki, Kiwami Chikada, Toshihiko Nishikawa, Katsunori Ito, Shoji Shimizu. Daily Walking combined with Diet therapy is a useful means for Obese NIDDM patients Not only to reduce body weight but also to improve insulin sensitivity, Diabetes Care, 1995; Vol. 18, 6.

119.   K.R. Fox and M. Hillsdon. Physical Activity and Obesity, Obesity Reviews, 2007; 8 (suppl. 1), 115-121.

121.   Lori M. Dickerson, Pharm D., and Peter J. Carek. Drug Therapy for Obesity, Am Fam Physician, 2000; 61 (7): 2131-2138.

122.   George A Bray, F Xavier Pi-Sunyer, Jean E Mulder. Drug Therapy of Obesity, UpToDate, 2010; 18.1.

123.   Louis J. Aronne. Drug Therapy for Obesity – A therapeutic Option? The Journal of Clinical Endocrinology & Metabolism, 1999; Vol. 84, no.1, 7-10.

124.   Mayo clinic staff, www.mayoclinic.com, 2012.

125.   Chen F, Wu S, Zhang Y, Zhen ci yan jju. Effect of Acupoint Catgut Embedding on TNF-alpha and Insulin resistance in Simple Obesity patients, Acupuncture Research, 2007; 32(1):49-52.

126.   Shi Y, Zhang LS, Zhao C, He CQ. Comparison of therapeutic effects of Acupuncture-Cupping plus Acupoint Catgut Embedding and Electroacupuncture on Simple Obesity of Stomach and Intestine Excess-Heat type, Chinese Acupuncture & Moxibution, 2006; 26(8): 547-50.

127.   Hsieh CH, Su TJ, Fang YW, Chou PH. Efficasy of two different materials used in Auricular Acupressure on weight reduction and Abdominal Obesity, Am J Chin Med., 2012; 40(4):713-20.

128.   Bu TW, Tian XL, Wang SJ, Liu W, Li XL, Tan YH. Comparison and analysis of therapeutic

effects of different therapies on Simple Obesity, Zhongguo Zhen Jiu (abstrack), 2007; 27(5): 337-40.

129.	Richards D, Marley J. Stimulation of Auricular Acupuncture Points in Weight Loss, Aust. Fam Physician, 1998; suppl. 2: S73-7.

130.	Ai Bing-wei and Wang Qi-cai. A Clinical Series, Acupuncture and Moxibustion for Obesity, 2010; People's Medical Publishing House, Beijing, China.

131.	Shi Y, Zhang LS, Zhao C, Zuo XY. Controlled study of needle warming therapy and Electroacupuncture on Simple Obesity of Spleen deficiency type, Chinese Acupuncture & Moxibution, 2005; 465.

132.	Mehmet Tugrul Cabioglu, Neyhan Ergene. Changes in Levels of Serum Insulin, C-Peptide and Glucose after Electroacupuncture and Diet Therapy in Obese Women, The American Journal of Chinese Medicine, 2006; Vol. 34, No.3, 367-376.

133.	Liu Zhicheng, Sun Fengmin, Z. Miaohua. Effect of Acupuncture on the Amygdala of Obese Rats, Acupuncture Research, 2000; 25.1. 18-22.

134.   Xu Ming. Obesity and Physical Exercises, Journal of Chengdu Physical Education Institute 5, 2002;025.

135.   Zhao Mei, Yuan Jinhong, Li Jia et al. Effect of Acupuncture on Feeding Center of Hypothalamus in Experimental Fat Rats, Chinese Acupuncture & Moxibustion 5, 2001;036.

136.   Liu Zhicheng, Sun Fengmin, Han Yan. Effect of acupuncture on level of Monoamines and activity of Adenosine Triphosphatase in Lateral Hypothalamic area of Obese rats, Chinese Journal of Integrated Traditional and Western Medicine, 2000; 20(7):521-3.

137.   Zhou Yong, Zhao Xia, Zhang Yu-chao, Wang Hou-lei. Changes in posture and plasma lipids and their relativity in reducing obesity by exercise, Journal of Shaanxi Normal University (Natural Science Edition), 2006.

138.   Ma Cheng & Liu Zhicheng. Regulative Effects of Electroacupuncture on Gastric Hyperfunction Induced by Electro stimulation of the Lateral Hypothalamus area of Rabbits, Acupuncture Research 2, 1994; 011.

139.   Liu Zhicheng, Sun Fengmin, Su Jing et al. Action of Acupuncture on Ventromedial Neucleus of Hypothalamus in the Rat of Obesity, Journal of Traditional Chinese Medicine 1, 2000; 021.

140.   Wei Qunli & Liu Zhicheng. Comparison between Auricular Acupuncture and Combination of Auricular and Body Acupuncture in Treating Simple Obesity, Journal of Nanjing TCM University (Natural Science), 2002; Vol. 18, 1.

141.   Chen Zhen Yan, Zhang Tang, Liu Yi-cheng.   Electro-acupuncture   plus   auricular acupressure   treatment in Simple Obesity Efficasy, Acupuncture Clinical Journal 2008; Vol. 24. 1.

142.   Liu Zhicheng et al. The Experimental Study on acupuncture Treatment of Simple Obesity in Rats, Acupuncture Research 1, 1998; 023.

143.   Liu Zhi-cheng, Sun Feng-min, Sun Zhi, Zhang Zhong Zhong-cheng, Zhu Miao-hua, Wei Qunli, Hong Cheng-yun. Effect of acupuncture on contents of leptin and insulin in obese rats, Modern Journal of Intergrated Traditional Chinese and Western Medicine, 2003; 006.

144.   Yuji Matsuzawa, Ichiro Shimomura, Tadashi Nakamura, Yoshiaki Keno, Katsuto Tokunaga. Pathophysiology and pathogenesis of Visceral Fat Obesity, Diabetes Research and Clinical Practice, 1994; Vol 24, supplement, pages 111-116.

145.   Liu Zhi-cheng, Sun Feng-min, Zhao Mei, Sun Zhi, Xiang Xiao-ren, Zhu Miao-hua, Zhang Zhong-cheng, Hong Cheng-Yun. Study of Acupuncture on arcuate nucleus of obese rats, Modern Journal of Integrated Traditional Chinese and Western Medicine, 2003; 10.

146.   Zhi-cheng Liu, Feng-Min Sun, Bin Xu, Zhi Sun, Zhong-Cheng, Zhang, Bing-Guo Xu, Run-Hu Yan, Jin-Hong Yuan. Effect of acupuncture on the Neurochemical information mass in Cerebral Cortex of Obese Rats, Chinese Journal of Clinical Rehabilitation, 2004; Vol.8, 18.

147.   Liu Zhi-cheng, Sun Feng-min, Wang Yi-zheng. Good Regulation of Acupuncture in Simple Obesity Patients with Stomach-Intestine Excessive Heat Type, Chinese Journal of Intergrated Traditional and Western Medicine; 1995; 3.

148.   Yang Chun-zhuang, Ma Ying, Xu Yong-liang, Wang Yu, Wang Ying, Zhang Dawei. Influence

of Acupuncture on Serum Leptin Level and Hypothalamic Leptin Receptor Expression in Simple Obesity Rats, Acupuncture Research; 2007; 010.

149.   Liu Zhicheng et al. The Clinical Observation on the Antiobesity effects and Lipid-reducing effects of Acupuncture and Moxibution, Chinese Journal of Rehabilitation, 1990; 03.

150.   Bai Chun-yan, Zhuo Lian-shi, Zhu Yi, Fu Yan. Effect of Electroacupuncture on Hypothalamic Leptin and Leption Receptor RNA Expression in Rats with Nonalcoholic Fatty Live Disease, Acupuncture Reseach 4, 2010; 011.

151.   Liu Zhichen, Sun Feng-min, Zhao Dong-hong, Zhang Zhong-cheng, Sun Zhi, Wu Hai-tao Xu Bing-guo, Zhu Miao-hua, and Li Chao-jun. Effect of Acupuncture on Uncoupling Protein 1 Gene Expression for Brown Adipose Tissue of Obese Rats, Chinese Journal of Integrated Traditional and Western Medicine, 2003; 204-209.

152.   Cheng Ling, Chen Miao-gen, Yang Hui, He Jin-sen, Zhang Chun-yan, Xiao Chun-yi. Influence of Acupuncture on Insulin Resistance in Simple Obesity Patients, Shanghai Journal of Acupuncture and Moxibution, 2007; 2, R246.

153.   Philip James. Obesity Surgery, 2003; 13, 329-330.

154.   Ching Hsiu Hsieh, Tsann-Jnn Su, Yu-Wen Fang, Pei-Hsuan Chou. Effects of Auricular Acupressure on Weight Redection and Abdominal Obesity in Asian Yong Adults, Am. J. Chinese Medicine, 2011; 39, 433.

155.   AI Bing-wei, Jiao Lin, Wang Gui-ying. Clinical Observation on Photoelectric Treatment Instrument combined with acupuncture for treatment of Simple Obesity, Chinese Acupuncture & Moxibution 10, 2006; 009.

156.   Peter Deadman, Mazin Al-Khafaji, Kevin Baker, A Manual of Acupuncture, Journal of Chinese Medicine Publications, 2001; ISBN 0951054678.

157.   Xiao   Zhong. www.tcmdiscovery.com/TCM-Literature, 2012.

158.   Shang   Xiao-li,   Shang   Xiao-ling. Treatment of 60 cases of Simple Obesity by Acupuncture plus Tuina therapy, Journal of Acupuncture and Tuina Science, 2003; Vol. 1, 3, 42-44.

159.   Li Li-qiu, Gong Wei-Zhi, Deng Xin. Treatment of Simple Obesity of Stomach-Intestine Excessive Heat Type by Acupuncture and Tuina, Journal of Acupuncture and Tuina Science, 2005; Vol. 3, 2, 61-62.

160.   Xia Bo, Dr. Guan Zun-hui's Clinical Experience in treating Simple Obesity by acupuncture, Journal of Acupuncture and Tuina Science, 2003; Vol. 1, 6, 6-8.

161.   Shen Tao. Treatment of Obesity with Hyperlipidemia by Cap-shaped Warm acupuncture, 2005; Vol. 3, 1, 16-17.

162.   Xu Bin and Liu Zhi-cheng. Chinese-English Edition of Acupuncture for Weight Loss, Shanghai Scientific and Technical Publishers, ISBN 978-7-5323-8994-0.

163.   Wang SJ, Xu HZ, Xiao HL. Effect of high frequency Electroacupuncture on Lipid Metabolism in Obesity Rats, Acupuncture Research, 2008; 33, 3, 154-158.